"十四五"国家重点出版物出版规划项目

国家神经疾病医学中心科普丛书

科学应对
头晕

主　审　赵国光

主　编　郝峻巍

副主编　常　红　刘爱华

编　者（以姓氏笔画为序）

王　琪　王红霞　王明洋　户宁宁

朱　颖　刘　静　刘爱华　杨冬菊

吴　蕾　张珊珊　陈　芳　郝峻巍

常　红　樊春秋

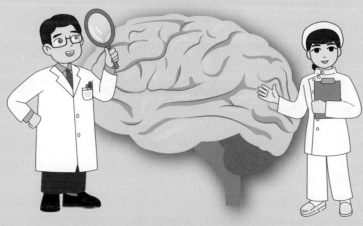

人民卫生出版社

·北京·

图书在版编目（CIP）数据

科学应对头晕 / 郝峻巍主编． -- 北京 ：人民卫生出版社，2024.9． --（国家神经疾病医学中心科普丛书）． -- ISBN 978-7-117-36714-1

I. R764.34-49

中国国家版本馆CIP数据核字第 2024YC6682 号

人卫智网	www.ipmph.com	医学教育、学术、考试、健康，购书智慧智能综合服务平台
人卫官网	www.pmph.com	人卫官方资讯发布平台

国家神经疾病医学中心科普丛书

科学应对头晕

Guojia Shenjing Jibing Yixue Zhongxin Kepu Congshu

Kexue Yingdui Touyun

主　　编：郝峻巍

出版发行：人民卫生出版社（中继线 010-59780011）

地　　址：北京市朝阳区潘家园南里 19 号

邮　　编：100021

E - mail：pmph @ pmph.com

购书热线：010-59787592　　010-59787584　　010-65264830

印　　刷：北京顶佳世纪印刷有限公司

经　　销：新华书店

开　　本：710 × 1000　1/16　　印张：8

字　　数：111 千字

版　　次：2024 年 9 月第 1 版

印　　次：2024 年 10 月第 1 次印刷

标准书号：ISBN 978-7-117-36714-1

定　　价：68.00 元

打击盗版举报电话：**010-59787491**　　E-mail：**WQ @ pmph.com**

质量问题联系电话：**010-59787234**　　E-mail：**zhiliang @ pmph.com**

数字融合服务电话：**4001118166**　　E-mail：**zengzhi @ pmph.com**

随着我国人口结构变化和老龄化，神经系统疾病的发病率逐年攀升。这些疾病给个人、家庭和社会带来了沉重的负担，是我国面临的一项重大卫生和社会问题。认识并积极科学地应对神经系统疾病尤为迫切和重要。

首都医科大学宣武医院神经内科的医护专家团队精心编撰了本套科普丛书，包含《科学应对脑卒中》《科学应对头晕》《科学应对头痛》《科学应对睡眠障碍》《科学应对阿尔茨海默病》《科学应对帕金森病》《科学应对癫痫》和《科学应对神经系统罕见病》。本丛书旨在以科学的方式传播神经系统疾病相关知识，从这些疾病的概念、症状、诊断、治疗、照护及预防等方面阐述疾病特点，提供健康生活方式和合理饮食的建议及指导，增加大众对疾病的认知，增强大众的保健意识，提高大众的健康水平和生活质量。

本丛书每分册均以漫画形式开篇，简要介绍每类疾病，之后以问答形式、通俗易懂的语言、生动形象的插图以及科普短视频，深入浅出地介绍了这些疾病的相关专业知识，帮助大众正确认识这些疾病，传播科学的健康观念，提升非医学专业人群对神经系统相关疾病的理解和认识，促进主动健康。

首都医科大学宣武医院作为国家神经疾病医学中心，践行责任担当，提升服务意识，以人民健康为中心，以医学科普的方式服务人民群众，推动全民健康，从而增强人民群众获得感、幸福感和安全感。希望本丛书能对广大读者有所裨益，为实现健康中国的目标贡献一份力量。

中国科学院院士

2024 年 5 月

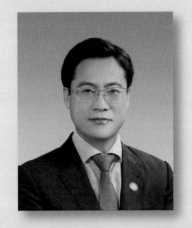

主编简介

郝峻巍　主任医师,教授,博士研究生导师,国家杰出青年科学基金获得者。

- 首都医科大学宣武医院副院长　神经内科主任
- 国家神经疾病医学中心副主任　医学部主任
- 全国高等医学院校《神经病学》(第9版)教材主编
- 中国医师协会神经内科医师分会候任会长
- 北京医学会神经病学分会候任主任委员

从事神经病学医教研工作 20 余年。主持并参与国家自然科学基金委员会重大项目、国家重点研发计划等课题共 30 余项,在 *PNAS*、*JAMA Neurol*、*Neurology* 等杂志发表 SCI 论文 100 余篇,主编著作 12 部,以第一发明人授权专利 16 项。先后获得第九届树兰医学青年奖、第二十四届吴阶平 – 保罗·杨森医学药学奖等多项荣誉。

主编说
(视频)

前 言

　　头晕是神经内科最常见的症状之一，是神经内科和耳鼻咽喉科门诊患者常见就诊原因。随着头晕诊治技术的发展，头晕类疾病的诊治越来越趋于规范化。近年来大众对自身健康的关注度逐渐提高，颈椎病、短暂性脑缺血发作、良性阵发性位置性眩晕（耳石症）、持续姿势知觉性头晕综合征、偏头痛等成为门诊患者与医生交流时经常提到的病名。但头晕类疾病是涉及多学科的较为复杂的疾病，对于大众来说，仍然有许多概念和认知的困惑，为此我们专门组织撰写了《国家神经疾病医学中心科普丛书——科学应对头晕》一书，旨在普及头晕基本概念、病因、临床表现、就诊过程中的注意事项、预防与治疗、照护要点等知识，为患者就医提供指导。

　　本书内容全面、系统，共分为六篇，涵盖与头晕相关的疾病认识、症状、就诊、治疗、照护和预防等各个方面。采用一问一答形式，每篇内容都围绕着患者或大众对头晕的各种疑问，由医学专家结合临床经验和科学研究给予通俗易懂的详细回答，同时配以插图，帮助读者轻松理解医学术语和复杂的概念。第一篇，带领读者深入了解引起头晕的相关疾病基本概念，包括其起因和潜在风险。第二篇，深入探讨不同疾病引起的不同头晕表现，帮助读者更早地识别这些症状并理解其重要性。第三篇，指导患者如何寻求医疗帮助进行及时诊治，以及必要的检查步骤。第四篇，讨论头晕的多种治疗选择、相关治疗策略、治疗方法和应用药物的注意事项等。第五篇，指导相关疾病患者的家属如何进行居家照护，如何协助患者进行康复训练，这对于患者恢复正常生活和社会功能至关重要。第六篇，补充说明头晕的风险因素及注意事项。

本书适用于广大读者学习头晕相关医学知识，进一步了解所患疾病；同时，也可以帮助患者家属学习照护相关知识，更好地配合治疗等。尽管本书由多位专家精心撰写且经过反复修改，但我们深知书中仍可能存在不足之处，欢迎广大读者批评指正。希望各位读者阅读本书后，能更加了解头晕，减少疾病困扰，提高生活质量，享受美好人生。

郝峻巍

2024 年 5 月

目 录

开篇漫画

第一篇

认识头晕

第二篇

症状篇

第三篇

就诊篇

第四篇

治疗篇

第五篇

照护篇

第六篇

预防篇

参考文献

开篇

漫画

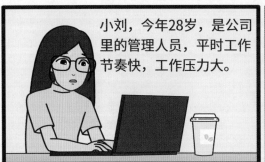

小刘，今年28岁，是公司里的管理人员，平时工作节奏快，工作压力大。

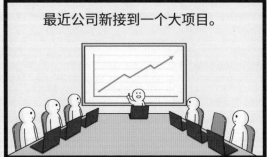

最近公司新接到一个大项目。

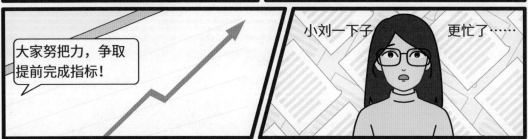

大家努把力，争取提前完成指标！

小刘一下子　　更忙了……

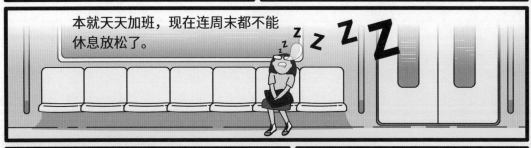

本就天天加班，现在连周末都不能休息放松了。

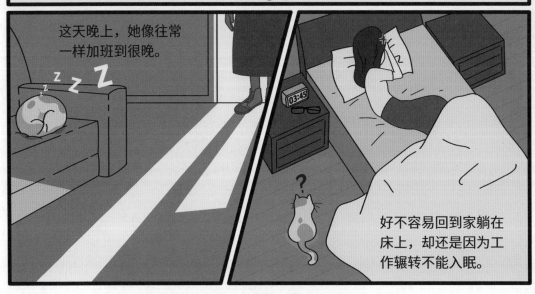

这天晚上，她像往常一样加班到很晚。

好不容易回到家躺在床上，却还是因为工作辗转不能入眠。

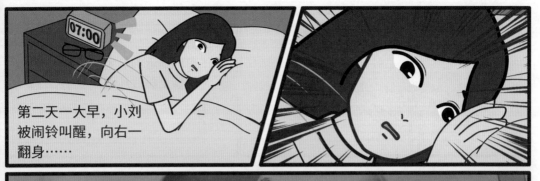

第二天一大早，小刘被闹铃叫醒，向右一翻身……

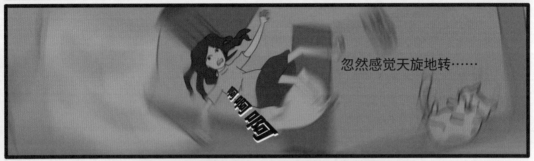

忽然感觉天旋地转……

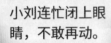

小刘连忙闭上眼睛，不敢再动。

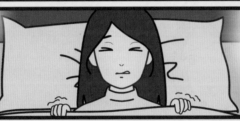

1分钟后，症状慢慢减轻，但仍感到头昏昏沉沉的。

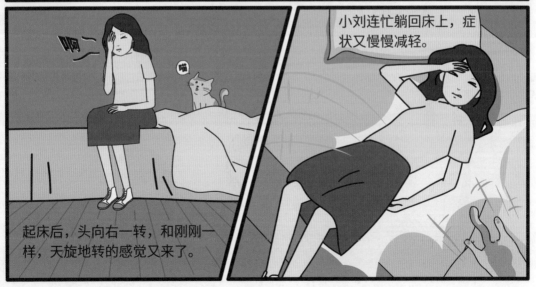

起床后，头向右一转，和刚刚一样，天旋地转的感觉又来了。

小刘连忙躺回床上，症状又慢慢减轻。

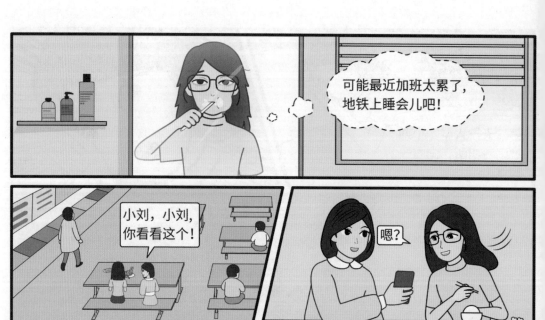

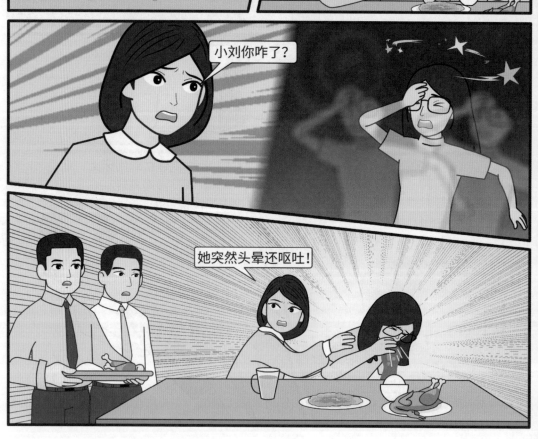

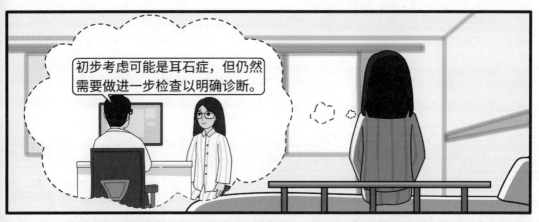

初步考虑可能是耳石症，但仍然需要做进一步检查以明确诊断。

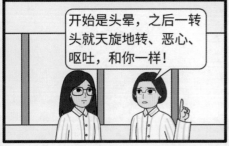

开始是头晕，之后一转头就天旋地转、恶心、呕吐，和你一样！

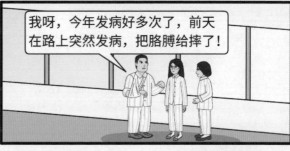

我呀，今年发病好多次了，前天在路上突然发病，把胳膊给摔了！

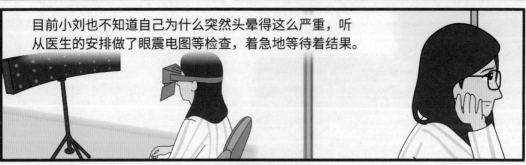

目前小刘也不知道自己为什么突然头晕得这么严重，听从医生的安排做了眼震电图等检查，着急地等待着结果。

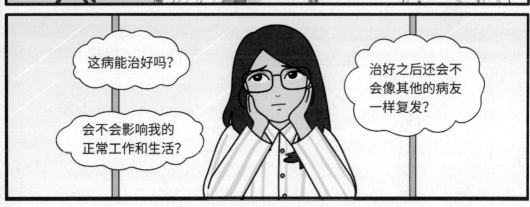

这病能治好吗？

治好之后还会不会像其他的病友一样复发？

会不会影响我的正常工作和生活？

第一篇

认识头晕

1. 头晕是病吗？

　　头晕不是一种疾病，而是一种症状，头晕按严重程度，可以分为轻度头晕、中度头晕和重度头晕。轻度头晕时会有头昏沉不适的感觉，但不影响日常生活和工作，此时通常不提示有前庭结构损害。中、重度头晕时，患者常常会伴有恶心和呕吐，以及步态不稳，患者因头晕症状需要卧床休息，甚至大小便都要在床上解决，此时往往提示患者头晕症状与前庭结构损害有关。

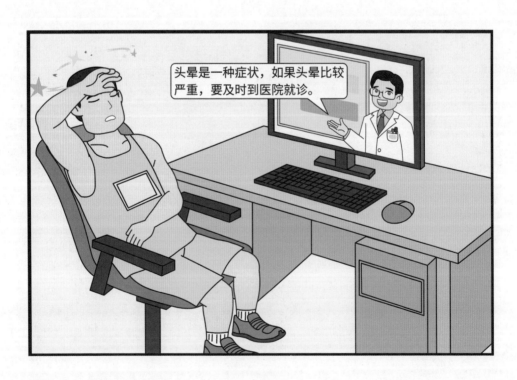

2. 引起头晕和眩晕的常见疾病有哪些?

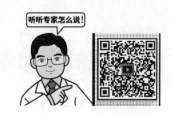

听听专家怎么说!

　　引起头晕和眩晕的疾病多种多样,包括但不限于下列疾病:短暂性脑缺血发作、椎基底动脉系统脑梗死、前庭偏头痛、前庭阵发症、良性阵发性位置性眩晕(耳石症)、前庭神经炎、持续姿势知觉性头晕综合征、小脑性共济失调、深感觉共济失调、双侧前庭病、梅尼埃病、半规管裂、迷路炎、突发性聋伴眩晕。另外晕厥、直立性低血压、心功能不全、低血糖等均可引起头晕或眩晕症状。

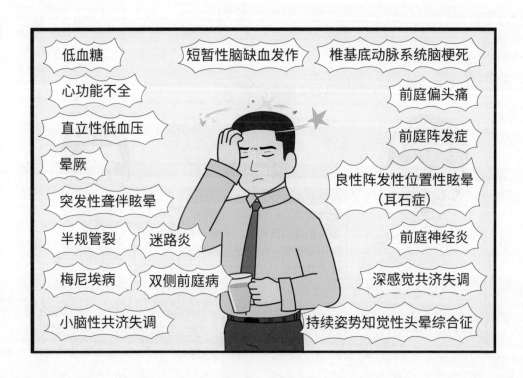

3. 头晕与眩晕一样吗？

　　眩晕是指感受到自身和环境运动的错觉，包括水平、旋转、垂直和倾斜运动等，有天旋地转的感觉。而头晕不存在运动错觉，表现为自觉头脑恍惚、昏沉。

　　头晕和眩晕作为常见症状，在多种疾病中出现。眩晕多提示前庭系统受累，头晕则不一定有前庭相关结构的损害。

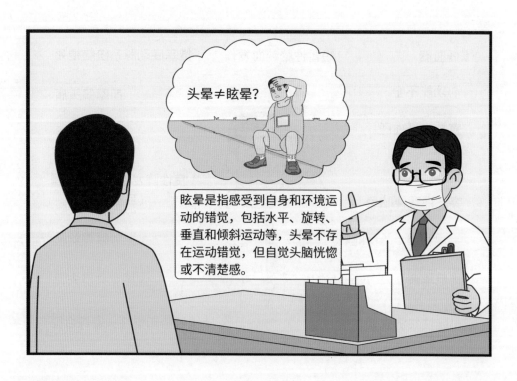

4. 哪些症状提示恶性头晕或眩晕?

头晕和眩晕是常见症状,大多数人都出现过程度不同的头晕或眩晕。因为较为常见,有些人便认为头晕或眩晕并不严重,在症状出现时没有及时就医。实际上,有时头晕或眩晕症状是严重且可能危及生命的疾病的表现,不及时就医会延误最佳治疗时机,我们把这类头晕或眩晕称为恶性头晕或眩晕。

头晕或眩晕伴有下列症状时提示恶性头晕或眩晕:视物重影、视物不清或变形、言语含糊不清、肢体无力、站不稳或坐不稳、拿东西不稳、面部或肢体麻木、意识丧失等。上述症状的存在提示脑干或小脑受累。头晕或眩晕发作伴有以上症状者,须及时到医院急诊救治,否则可能出现致残甚至危及生命的后果。

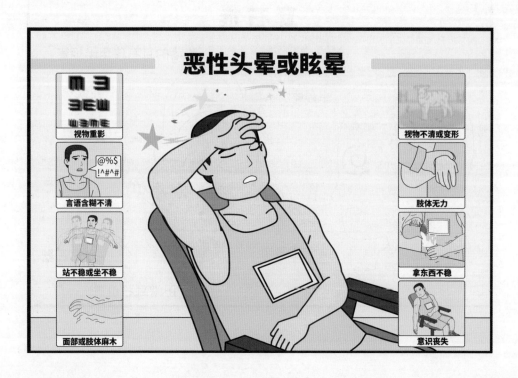

5. 耳朵里也会有"石头"?

　　耳石症其实不是耳朵里面有石头。耳石症又称良性阵发性位置性眩晕，是由耳内椭圆囊斑上脱落的耳石（碳酸钙结晶）进入半规管，头部位置突然改变时耳石移动，引起眩晕和眼球震颤。

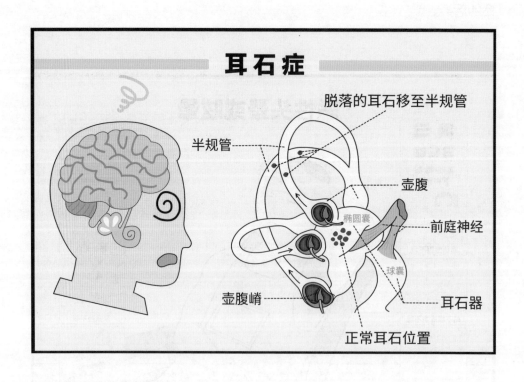

耳石症

脱落的耳石移至半规管

半规管

壶腹

椭圆囊

前庭神经

球囊

壶腹嵴

耳石器

正常耳石位置

6. 头晕患者首次就诊时有哪些注意事项？

　　头晕患者首次就诊时，须向医生描述具体发病的过程和症状，如在何种情形下发生头晕，何种情形下头晕症状加重；伴有哪些症状，如有无视物旋转或视物成双，有无耳鸣或听力下降等；头晕的严重程度，头晕发作时是否需要卧床休息，头晕的持续时间等。如果出现严重头晕，持续数小时不缓解，并伴有视物重影、意识不清、口齿不清、吞咽困难、肢体活动障碍等症状时，不论为何种类型的头晕，都应及时到医院急诊就诊。急诊医生排除新发脑梗死、脑出血等相关急危重症后，再到门诊就诊进一步查找病因。

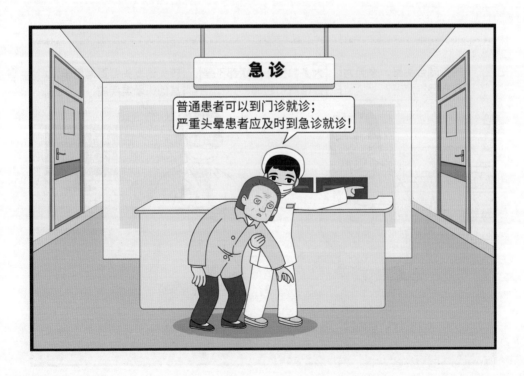

7. 头晕是由颈椎病引起的吗?

大多数头晕症状都不是颈椎病引起的。有些患者的头晕症状出现在转头后,同时伴有颈部僵硬和疼痛,因此这些患者认为头晕症状是由颈椎病引起的。其实,颈椎、颈部软组织和神经根等颈部结构与头晕的发生没有明显相关性。

转头诱发头晕更常见于其他头晕类疾病,如前庭偏头痛、良性阵发性位置性眩晕(耳石症)和椎动脉夹层等。头晕并发的颈部僵硬和疼痛可能是因为患者不敢活动头部导致颈部肌肉疲劳所致。

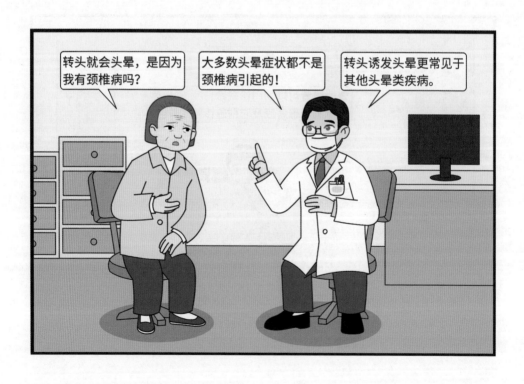

8. 头晕会遗传吗？

　　大多数头晕类疾病目前尚未发现与遗传因素有关，如常见疾病中的良性阵发性位置性眩晕、梅尼埃病、前庭神经炎等。这些疾病由于发病率高，可能存在同一家族中多人发病，但也并非与遗传有关，而是与环境因素关系更大，如日常饮食中摄入盐量普遍过高，可能会导致头晕症状的发生。

　　也有一小部分头晕类疾病与遗传因素相关，如前庭偏头痛，与多个基因位点相关，部分患者存在家族遗传；遗传性共济失调也是一类与遗传因素相关的头晕类疾病，涉及常染色体显性遗传和隐性遗传等多种遗传方式。

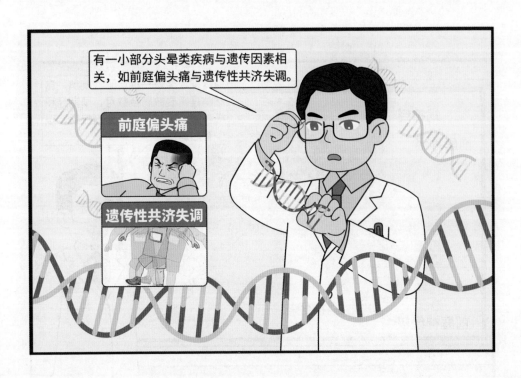

9. 前庭神经炎会遗留后遗症吗？

前庭神经炎早期经过积极药物治疗和前庭康复治疗，通常不会留下后遗症。

如果药物治疗不及时或未进行系统康复治疗，部分患者会遗留运动时不稳和头晕等症状，尤其在头部快速活动时明显。患者会因为运动时头晕，导致头位限制和活动缓慢，甚至出现恐惧和焦虑情绪。患者快速头动时会出现站立不稳，严重时会跌倒，此时须注意避免意外伤害的发生，同时针对自身恐惧和焦虑情绪进行调节。

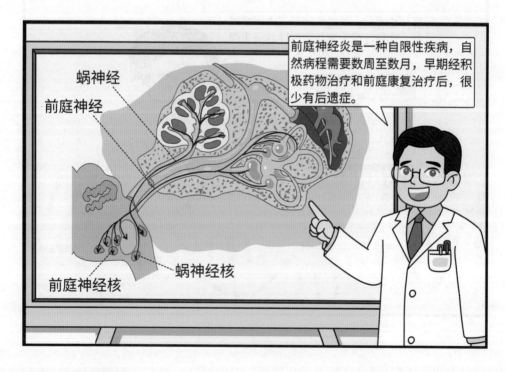

10. 睡眠不好可以引起头晕吗？

　　睡眠与头晕症状之间关系密切。有睡眠问题的患者，尤其是失眠患者，由于夜间睡眠时间不足或质量差，大脑没有得到充分休息，可能出现一系列症状，包括日间困倦、倦怠、思睡、焦虑等，也会出现头晕症状。但是这种头晕以昏昏沉沉、头脑不"清爽"为主要表现，且经过良好睡眠，以上头晕症状也会随着睡眠的改善而缓解。另一种情况为患者原有前庭相关疾病，如前庭偏头痛患者，经常会自发出现发作性头晕、眩晕、恶心，其在睡眠不足或质量差时，更容易出现眩晕等症状发作。因此，头晕患者在就诊时，临床医生会根据患者情况进行分类处理，但无论何种情况，改善患者的睡眠质量对减轻头晕症状都是大有裨益的。

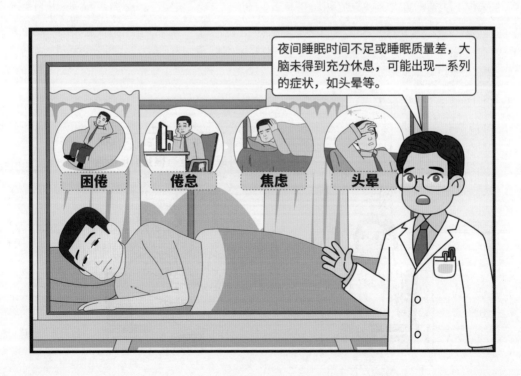

11. 头晕是因为"血液黏稠"引起的吗?

　　"血液黏稠"可能会引起头晕。我们通常所说的"血液黏稠",是指高脂血症、高纤维蛋白血症及红细胞增多症等,这些因素与脑梗死(又称缺血性脑卒中)有关。头晕是临床常见症状,涉及的病因复杂,除缺血性脑卒中外,还有许多因素可以引起头晕,如良性阵发性位置性眩晕、梅尼埃病、前庭偏头痛、前庭阵发症等。

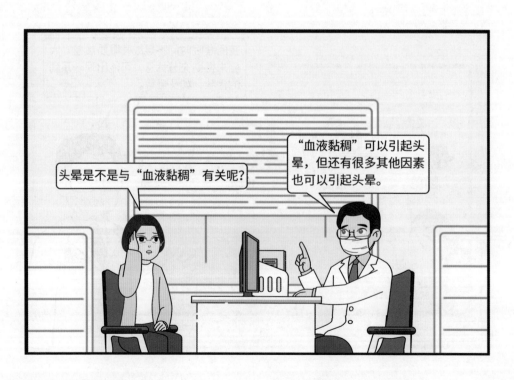

12. 头晕是"脑供血不足"引起的吗？

　　"脑供血不足"引起头晕是传统观点，现在主要指由于椎基底动脉供血不足导致的头晕，包括椎基底动脉系统短暂脑缺血发作和椎基底动脉系统脑梗死。椎基底动脉供血不足患者除了头晕外，还同时出现视物重影、肢体麻木无力，严重时甚至出现意识不清。而大多数单纯头晕发作不是由于椎基底动脉供血不足导致的。椎基底动脉供血不足有可能产生危及生命的后果，我们需要重视，但一定不能把所有头晕类疾病均按照"脑供血不足"来处理。

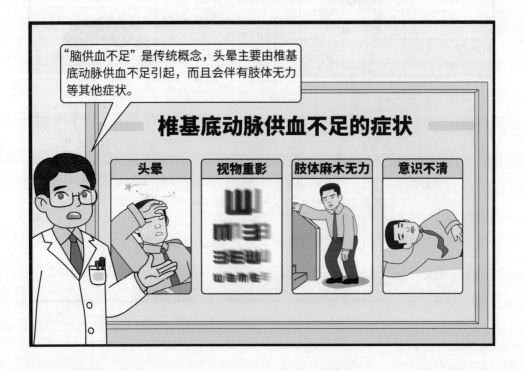

13. 头晕可以自行服用"止晕药"吗?

头晕不可自行服用"止晕药"。因为头晕类疾病病因复杂,表现多样,如神经系统疾病、耳部疾病、心血管疾病、中毒、眼源性疾病、头部或颈部损伤、精神紧张、睡眠不足等因素都可引起头晕。

不同病因的头晕类疾病治疗方法不同,若出现头晕症状应及时到医院就诊。

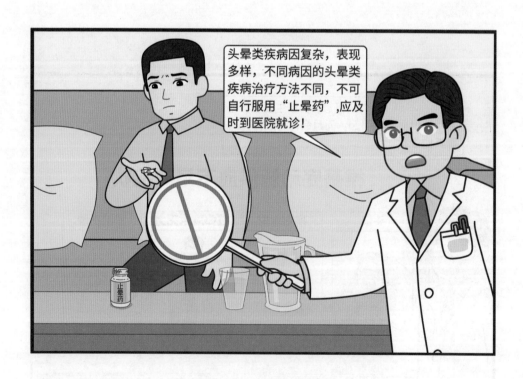

14. 家族性头晕是同一疾病所致吗？

　　家族性头晕不一定由同一疾病引发。兄弟姐妹、父母子女等亲属患同一种疾病的情况多是家族遗传性疾病，如遗传性小脑共济失调等。门诊经常遇到姐妹、母子等亲属同时来治疗头晕，经医生仔细鉴别，可能由多种原因引起，也存在因为同一种疾病导致头晕，如前庭偏头痛就可能具有遗传性。头晕类疾病的病因复杂，建议患者到有头晕门诊的医院请医生进行专业鉴别，明确病因后进行有针对性地治疗才能取得好的效果。

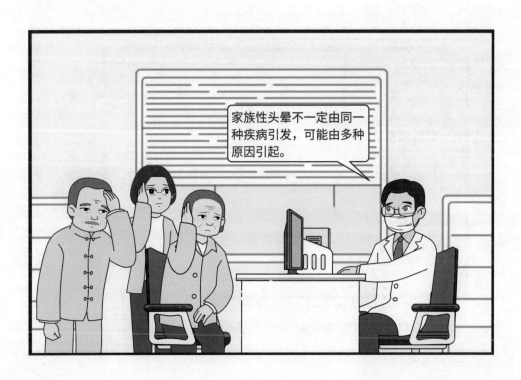

15. 头晕发作时畏光提示什么疾病?

　　某些头晕类疾病发作时患者会出现畏光的现象。如前庭偏头痛发作时很多患者伴有畏光，甚至存在强光诱发现象。慢性前庭综合征、持续姿势知觉性头晕综合征的部分患者也存在畏光的情况。患者因为畏光，要求在黑暗的环境中休息，避免开灯和打开窗帘等。有些患者会因强光刺激诱发头晕发作，如因雪地反光或地面反光而诱发头晕发作。因此，当患者因头晕就诊时，也须关注自己是否存在畏光现象，这对医生的诊断有提示作用。

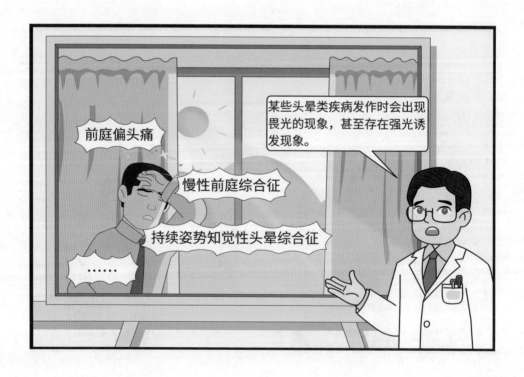

16. 老年人头晕有什么特点?

　　老年人头晕类疾病的发病率高于中青年人,65 岁以上的人群中约有 1/3 出现过头晕症状。老年女性头晕类疾病发病率高于男性。与中青年人相比,老年人头晕更容易发生跌倒,头晕和平衡障碍是导致老年人跌倒的主要原因。老年人头晕的病因复杂,且常常多因素并存。例如,患有心功能不全、慢性呼吸系统疾病的老年人在活动后可能出现头晕症状加重。同时老年人出现双侧前庭病和老年前庭病的概率增高,加上心理因素如焦虑和恐惧情绪,导致头晕症状更加明显和突出。

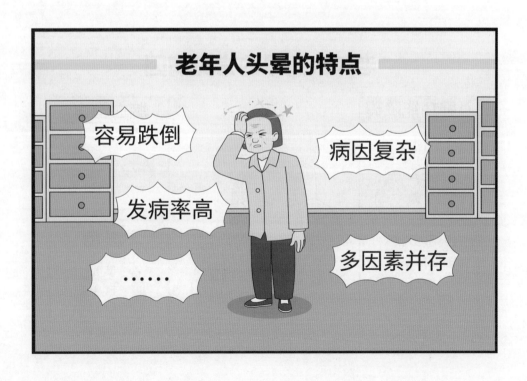

17. 老年人头晕的常见病因有哪些？

老年人存在心肺功能障碍时可导致头晕症状，如慢性心功能不全和肺源性心脏病。脑血管病是导致老年人头晕的常见病因，如累及椎基底动脉的缺血性和出血性卒中，头晕通常是其首发和主要症状。脑萎缩也是导致老年人头晕的原因，患者除头晕外，还会出现记忆力下降等认知障碍。此外，老年人焦虑、抑郁状态也可能引起头晕。应重视这些易导致老年人头晕的病因，避免发生严重的意外事件。

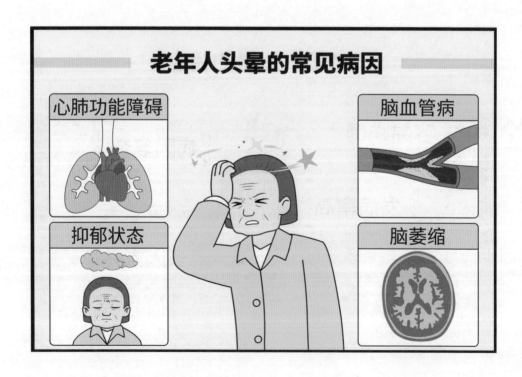

老年人头晕的常见病因

心肺功能障碍

脑血管病

抑郁状态

脑萎缩

18. 为什么老年人头晕类疾病发病率高?

  65 岁以上人群中约有 1/3 出现过头晕症状。随着年龄增长,老年人前庭系统功能弱化,包括半规管壶腹嵴、椭圆囊和球囊斑的毛细胞随着年龄增长而退化,前庭神经节神经元也随着年龄增长而减少,此原因导致的典型疾病是老年前庭病。另外,随着年龄增长,老年人本体感觉系统功能弱化,表现为足部和颈部本体感觉(振动觉和位置觉)下降。同时随着年龄增长,老年人视觉功能下降,但其对视觉信号的依赖性增加,这导致老年人在移动的背景环境中更容易晃动和跌倒。

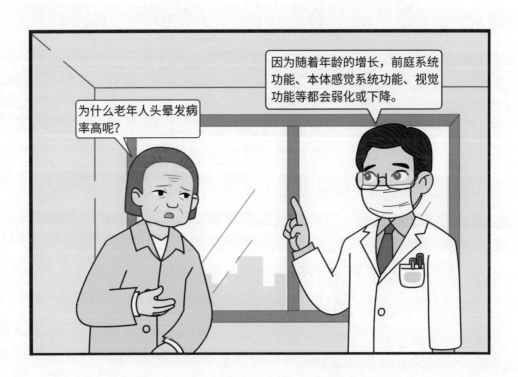

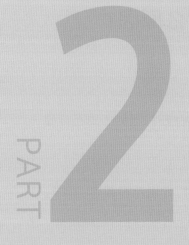

PART 2

第二篇
症状篇

1. 睡觉翻身时反复眩晕是什么原因?

出现眩晕,且在睡觉翻身时反复出现,很可能存在耳石症。耳石症是一种与位置相关的发作性眩晕,具有以下特点:

(1)**与位置变化有关**:当头部位置发生变化时,如做左右翻身、起床、躺下、低头、仰头等动作时,诱发的突然出现的短暂性眩晕,伴有眼球震颤、恶心、呕吐等症状。

(2)**持续时间短**:每次发作眩晕持续时间较短,一般不超过1分钟。

(3)**可反复发作。**

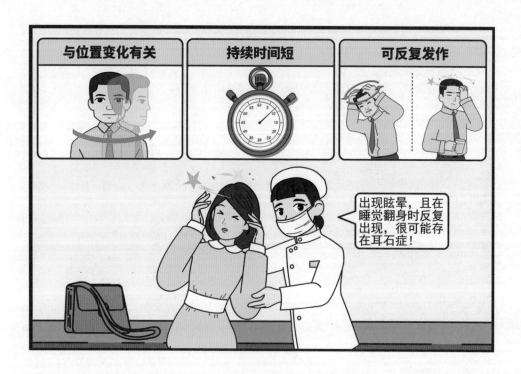

2. 前庭偏头痛主要有哪些症状？

　　前庭偏头痛主要表现为反复发作的头晕或眩晕，可伴头痛、恶心、呕吐。患者通常反复出现头晕，发病时视物旋转、不敢睁眼，严重时伴有恶心、呕吐。其次，也会出现活动诱发性眩晕或行动不稳，表现为站立或步态不稳、不平衡，严重者不敢活动，只能卧床，并且不能翻身，只能保持某一特定体位，活动时会加重头晕、恶心的症状。

　　前庭偏头痛还有一个最常见的症状即头痛，可表现为单侧头痛或全头痛，也可表现为头的两侧、头顶、前额、"后脑勺"等部位疼痛。头痛多呈搏动样，似血管跳动，可出现在头部任何位置，并伴有怕光、怕声、流泪等症状。但也有部分前庭偏头痛的患者没有头痛发作。

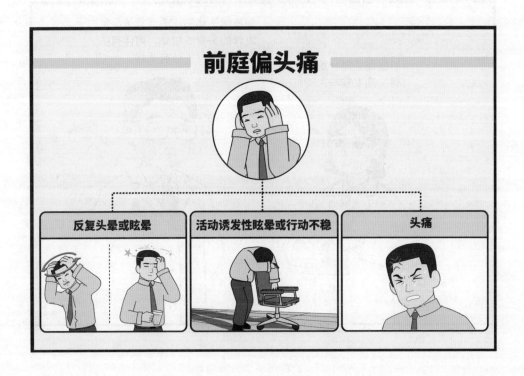

3. 前庭偏头痛一定会有头痛发作吗?

前庭偏头痛不一定会有头痛发作。前庭偏头痛的核心症状是反复发作的头晕,可伴或不伴有头痛。头晕和头痛并无一定的关联性,是否伴有头痛不是绝对的,随着病情的发展会发生变化。头痛可发生在头晕发作前、发作过程中或发作后。有些患者表现为反复头晕,不伴有头痛;有些患者前期表现为反复头晕,后期表现为头晕伴头痛;有些患者前期表现为反复头痛,后期表现为反复头晕或头晕伴头痛。

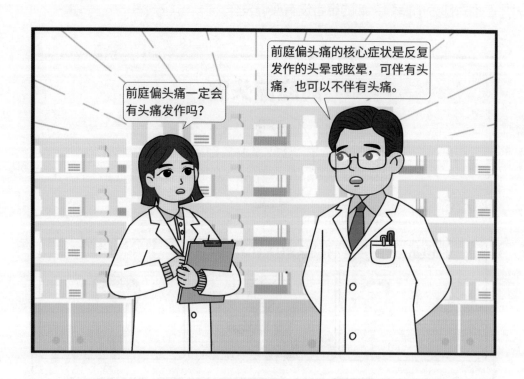

4. 哪些症状提示椎基底动脉系统短暂性脑缺血发作？

　　椎基底动脉系统短暂性脑缺血发作(transient ischemic attack, TIA)是老年群体发生眩晕、头晕的常见原因。椎基底动脉系统 TIA 引起的眩晕、头晕往往突然出现，通常伴有恶心、呕吐。除此之外，患者还可出现口角歪斜、肢体力弱、面部或肢体麻木、视物重影及饮水呛咳等症状。中老年人、"三高"人群、既往有脑血管疾病病史的患者头晕发作时须特别注意鉴别椎基底动脉系统 TIA。

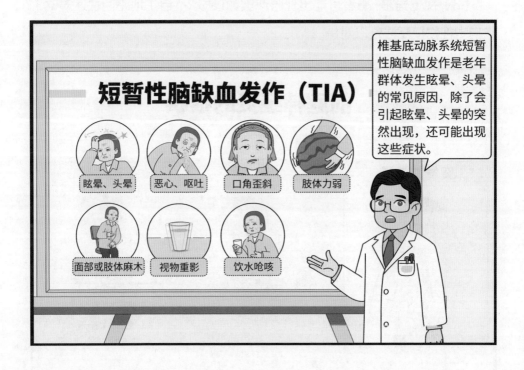

短暂性脑缺血发作（TIA）

眩晕、头晕　　恶心、呕吐　　口角歪斜　　肢体力弱

面部或肢体麻木　　视物重影　　饮水呛咳

椎基底动脉系统短暂性脑缺血发作是老年群体发生眩晕、头晕的常见原因，除了会引起眩晕、头晕的突然出现，还可能出现这些症状。

5. 前庭神经炎有哪些症状？

前庭神经炎主要表现为以下症状：

（1）**突发性眩晕**：患者会感到持续或间断的眩晕，自觉眼前的物体或周围的环境在翻滚、摇摆，常伴有恶心、呕吐等症状；头位或体位的改变会诱发或加重眩晕，患者常因此不敢活动，只能卧床。

（2）**平衡障碍**：主要表现为步态不稳，行走时会有失去平衡的感觉甚至摔倒，患者常向患侧倾倒，通常需要借助墙壁或其他支撑物才能站立或行走。

（3）**视觉异常**：患者可能出现眼球震颤（眼球不自主地来回快速震动），常自觉视物模糊或难以对焦。

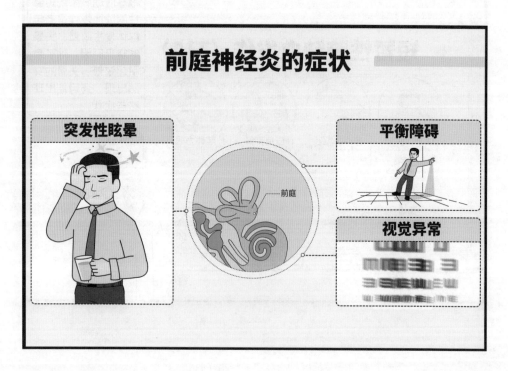

前庭神经炎的症状

突发性眩晕

平衡障碍

视觉异常

前庭

6. 抑郁状态会出现头晕症状吗？

　　抑郁状态表现为显著长久的情绪低落、兴趣缺失或快感缺失。随着广泛的宣传和科普，人们逐渐认识到了抑郁状态的核心症状，包括情绪低落和兴趣缺失。

　　此外，抑郁状态还存在焦虑、惊恐和思维迟缓等心理症状；同时，抑郁状态也会并发躯体症状，包括头痛、麻木、头晕、睡眠障碍、饮食障碍等，其中头晕是较为常见的躯体症状。

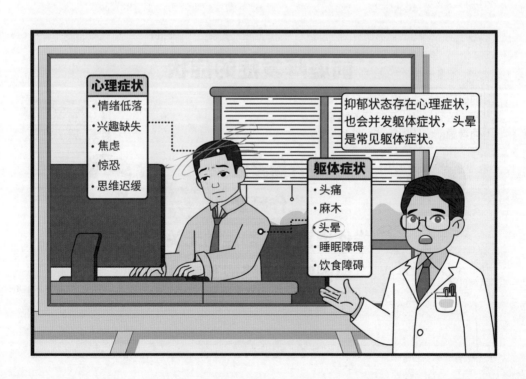

7. 前庭阵发症有哪些症状？

前庭阵发症主要表现为反复头晕。如果有短暂性、频繁发作性眩晕，且具备以下特征，应考虑前庭阵发症的可能，包括：

（1）发作持续数秒，一般不超过 1 分钟，发作时可有视物晃动或旋转，伴有姿势或步态不稳。

（2）发作频繁，有些患者每日可能发作十余次，甚至几十次。

（3）发作通常与头部运动无关，但某种特殊的姿势可导致发作，并且姿势改变可影响发作。

（4）部分患者在发作过程中出现单侧听力下降或耳鸣，呈阵发性或持续性。

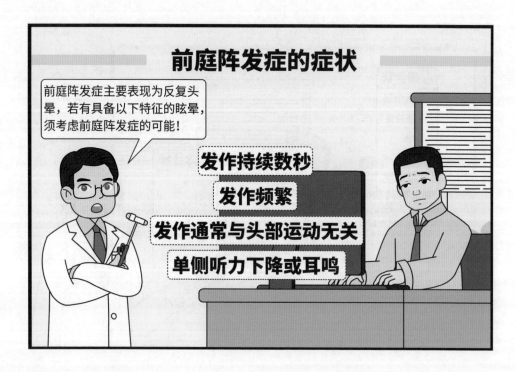

8. 持续头晕不缓解可能是前庭神经炎吗?

持续数日头晕但不伴有耳部不适应首先考虑前庭神经炎。

前庭神经炎一般为单相病程,即患者的症状达峰值后会逐渐好转,在眩晕症状结束后患者可能出现头晕,头晕的表现比眩晕轻,患者仅感觉头部不适、昏昏沉沉,或是非常轻度的周围环境或自身的摇晃感。除了以上症状外,患者还可能出现轻度头痛症状。须注意的是,前庭神经炎的症状可能因个体差异而有所不同,并且严重程度也会有所不同。

前庭神经炎须注意与突发性聋伴眩晕和椎基底动脉系统脑梗死鉴别。

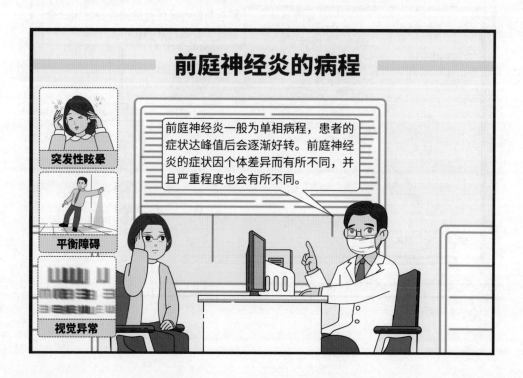

前庭神经炎的病程

前庭神经炎一般为单相病程,患者的症状达峰值后会逐渐好转。前庭神经炎的症状因个体差异而有所不同,并且严重程度也会有所不同。

突发性眩晕

平衡障碍

视觉异常

9. 前庭神经炎会伴有耳鸣和听力下降吗？

前庭神经炎患者通常不会出现耳鸣和听力下降。前庭神经炎的发病机制为病毒感染等原因继发的免疫反应，导致前庭神经节中的前庭上神经纤维发生炎症性水肿和脱髓鞘。前庭上神经主要支配外半规管、前半规管、椭圆囊斑和球囊的前上部分，因此患者的主要症状为眩晕和平衡障碍。前庭下神经、与前庭神经伴行的蜗神经一般情况下不受累，因此患者并不会出现耳鸣和听力下降。

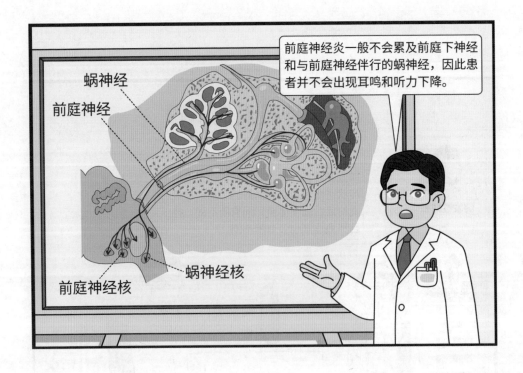

前庭神经炎一般不会累及前庭下神经和与前庭神经伴行的蜗神经，因此患者并不会出现耳鸣和听力下降。

蜗神经
前庭神经
蜗神经核
前庭神经核

10. 梅尼埃病主要有哪些症状？

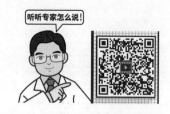

听听专家怎么说！

梅尼埃病主要表现为眩晕、听力下降、耳鸣和耳胀满感四大症状。

（1）**眩晕**：多呈突发旋转性，患者感到自身或周围物体沿一定的方向或平面旋转，或感觉摇晃、升降、漂浮。眩晕常伴有恶心、呕吐、面色苍白、出冷汗、脉搏迟缓、血压下降等自主神经反射症状。上述症状在睁眼或转头时加剧，闭目静卧时减轻。患者神志清醒，眩晕持续短暂，多为 20 分钟至数小时，通常 2~3 小时转入缓解期眩晕，持续超过 24 小时者较少见。

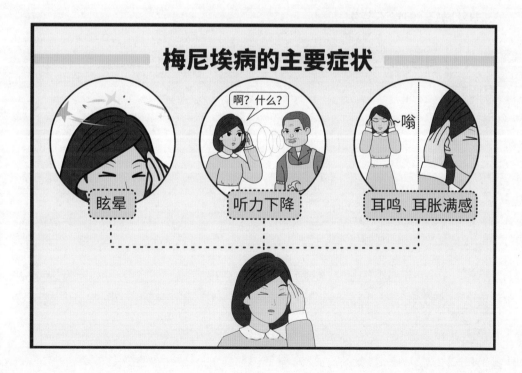

梅尼埃病的主要症状

眩晕

啊？什么？
听力下降

嗡
耳鸣、耳胀满感

（2）**听力下降**：初期可无自觉听力下降，多次发作后出现明显听力下降。听力下降一般为单侧，发作期加重，间歇期减轻，呈明显波动性。听力下降轻微或极度严重时无波动。随着发作次数的增加，听力下降的程度逐渐增大，但极少出现全聋。患者听高频强声时常感刺耳难忍。有时患者健侧和患侧双耳能将同一纯音听成音调与音色截然不同的两个声音，临床称为复听。

（3）**耳鸣**：多出现在眩晕发作之前。初为持续性低音调吹风声或流水声，后转为高音调蝉鸣声、哨声或汽笛声。耳鸣在眩晕发作时加剧，间歇期可自然减轻，但常不消失。

（4）**耳胀满感**：发作期患侧耳内或头部有胀满、沉重或压迫感，有时感耳周灼痛。

11. 膜迷路积水是耳朵里有水吗？

膜迷路积水是梅尼埃病的病理表现，主要用来描述梅尼埃病的病理机制。膜迷路积水是内耳膜迷路中的内淋巴液积聚过多，是一种特发性内耳疾病，发病原因尚不明确，可能由病毒感染、变态反应、自身免疫性疾病等原因导致。

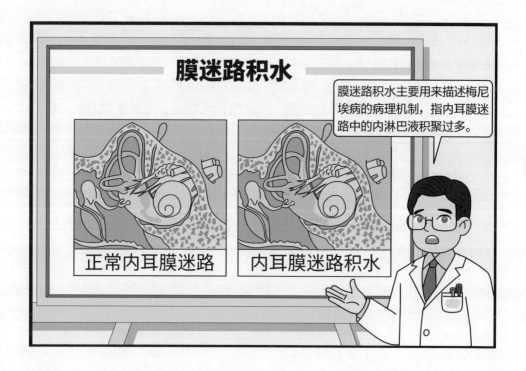

12. 突发性聋会伴有眩晕吗？

突发性聋的主要表现包括：

（1）突发性听力下降，患者会在短时间内（通常在72小时内）经历急剧的听力减退，可能是单侧或双侧。

（2）眩晕或头晕，伴随着听力下降，患者可能会经历眩晕或头晕，感觉周围环境旋转或自身旋转。

（3）耳鸣，患者可能会出现耳鸣，表现为患者自觉听到声音但实际周围环境并没有这种声音。

（4）平衡障碍，除了听力问题，部分患者可能会存在平衡障碍，表现为步态不稳或行走摇晃。

（5）可能会伴有恶心或呕吐症状。

但许多其他疾病也可出现眩晕和听力下降的表现，例如梅尼埃病、迟发性膜迷路积水等。

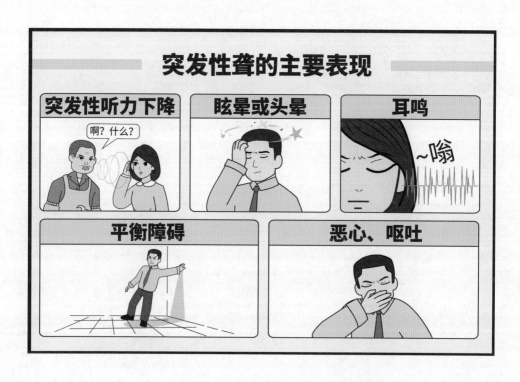

PART

3

就诊篇

1. 头晕或眩晕应该挂什么科？

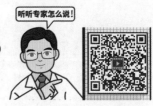

听听专家怎么说！

头晕或眩晕发作常分为三种情况。第一种为急性发作，应尽快急诊救治，明确有无危及生命的椎基底动脉系统脑梗死，并及时给予治疗。第二种为反复发作，间歇期正常。第三种为慢性病程，病史超过 3 个月。对于后两种情况，可于门诊诊治。

许多医院设有专门的眩晕专科门诊，有些医院将眩晕专科门诊归于神经内科、耳鼻咽喉科或中医科。患者就诊后，医生将根据患者情况进行诊治或进一步分诊。一些医院综合耳鼻咽喉科、眼科、神经内科、影像科和内科等成立眩晕中心，这更有助于患者就诊。

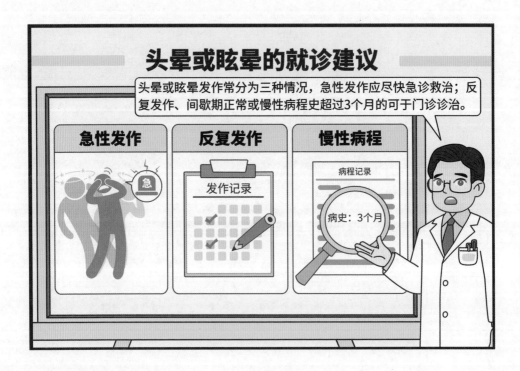

头晕或眩晕的就诊建议

头晕或眩晕发作常分为三种情况，急性发作应尽快急诊救治；反复发作、间歇期正常或慢性病程史超过3个月的可于门诊诊治。

急性发作 **反复发作** **慢性病程**

急

发作记录

病程记录

病史：3个月

2. 耳石症需要做哪些检查来明确诊断？

耳石症须进行变位试验进行诊断。常见的变位试验有 Dix-Hallpike 试验和 Roll 试验。

（1）Dix-Hallpike 试验：这是确定前半规管或后半规管耳石症的检查方法。具体操作方法为患者坐在检查床上，头向待检侧转 45°，医生用手托住患者颈部，引导患者迅速向后仰躺，头低于床平面约 30°，观察眼球震颤情况，待停止后患者恢复坐姿。

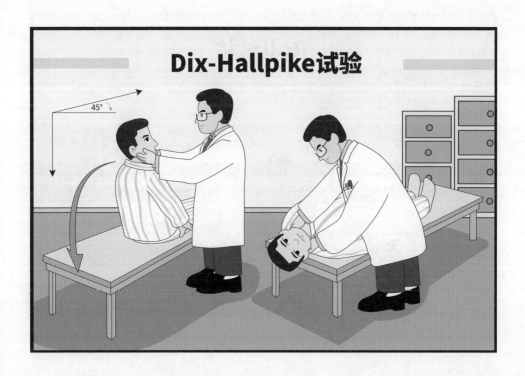

Dix-Hallpike试验

45°

（2）Roll 试验：这是确定外半规管耳石症的检查方法。具体操作方法为患者平躺在检查床上呈仰卧位，头部抬高 30°，医生扶住患者头部，迅速使患者向左侧或右侧转头 90°，观察患者眼球震颤情况至停止，再迅速将患者头部转向对侧并观察其眼球震颤的情况。

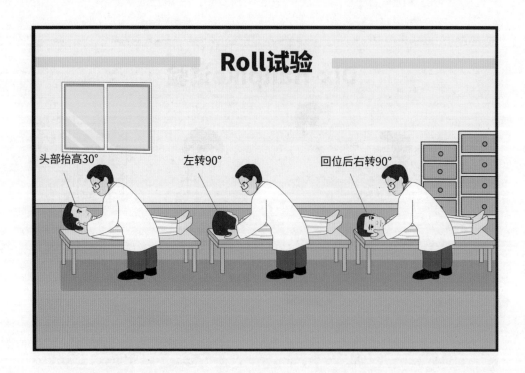

3. 头晕类疾病都需要进行头部磁共振检查吗？

　　不是所有头晕患者都需要进行头部磁共振检查。头部磁共振成像（magnetic resonance imaging，MRI）可以发现一些头晕或眩晕类疾病的病因，如脑梗死或脑出血、小脑萎缩、脑干或小脑肿瘤、听神经瘤、各种类型的感染等。但一些头晕或眩晕类疾病并未导致脑内结构受累，这时不需要进行头部 MRI。如耳石症表现为与位置相关的反复眩晕发作，其诊断主要依靠病史和变位试验，通常不需要进行头部 MRI；耳源性头晕或眩晕多数也不需要进行头部 MRI，如梅尼埃病主要依靠症状和听力检查等明确诊断，前半规管裂需要进行内听道 CT 明确诊断，不需要进行头部 MRI。

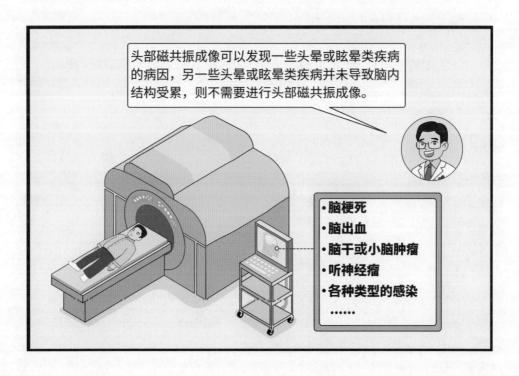

头部磁共振成像可以发现一些头晕或眩晕类疾病的病因，另一些头晕或眩晕类疾病并未导致脑内结构受累，则不需要进行头部磁共振成像。

- 脑梗死
- 脑出血
- 脑干或小脑肿瘤
- 听神经瘤
- 各种类型的感染
- ......

4. 突发性聋患者需要做哪些检查？

突发性聋患者就诊时，医生会安排一系列检查以明确病因和制订相应的治疗方案。以下是一些可能需要进行的检查：

（1）耳科检查，医生会进行耳朵的外观检查和内耳检查，包括检查外耳道、鼓膜等。

（2）听力测试，进行听力测试以评估听力损失的程度和类型。

（3）平衡功能评估，医生可能会进行平衡功能的测试，以评估患者是否存在平衡功能障碍。

（4）影像学检查，可能会进行脑部 MRI 或内听道 CT 等影像学检查，以排除颅内病变或其他耳部疾病。

（5）实验室检查，包括血液检查等，以排除感染、免疫等系统性疾病。

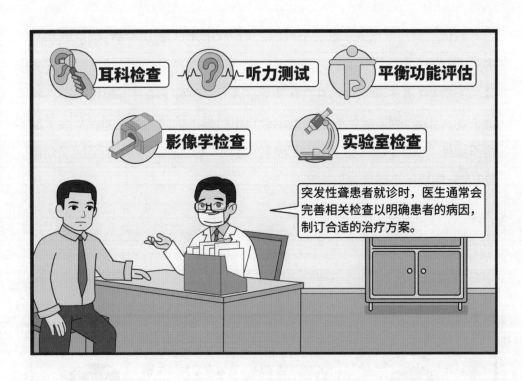

5. 走路不稳都是小脑性共济失调吗?

　　肢体肌力正常且无下肢关节疾病的情况下出现的走路不稳,通常提示共济失调,常见的共济失调有四种类型,包括小脑性共济失调、前庭性共济失调、感觉性共济失调和大脑性共济失调。所以,走路不稳并不都是小脑性共济失调。那么,哪些症状的出现提示走路不稳是小脑性共济失调呢? 除了走路不稳外,若患者还表现出言语不流利、持物不稳、坐位不稳,甚至出现视物晃动等,则提示小脑性共济失调。

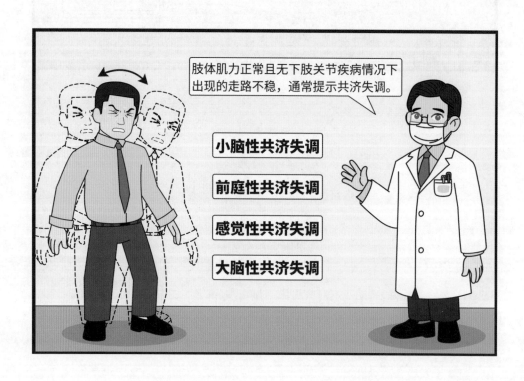

6. 头晕为什么要进行耳部检查?

　　骨迷路和膜迷路均在内耳,同时有前庭蜗神经伴行,所以部分累及迷路和前庭蜗神经的疾病也同时累及内耳。累及内耳的疾病如迷路炎或膜迷路积水均可诱发头晕症状,所以因头晕类疾病就诊的患者需要进行耳部检查。

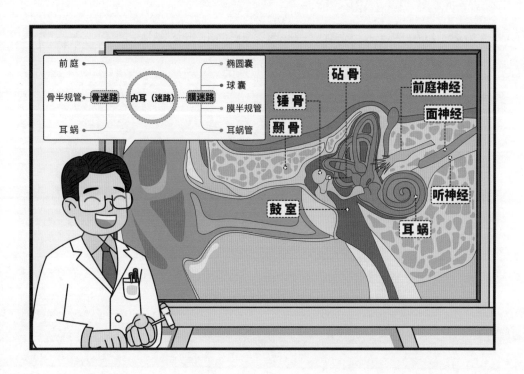

7. 耳石症检查前需要做哪些准备？

耳石症患者检查前需要做如下准备：

（1）全程有家属陪同。

（2）检查时眼部不要化妆。

（3）检查前2小时应禁食。

（4）穿舒适宽松的衣服，便于进行体位检查。

（5）复位治疗后观察30分钟再离开，过程中如有不适，及时告知医护人员。

（6）检查和治疗过程中，可能会出现头晕、恶心和呕吐、站立不稳、心慌、恐惧等现象，若出现应立即告知医护人员。

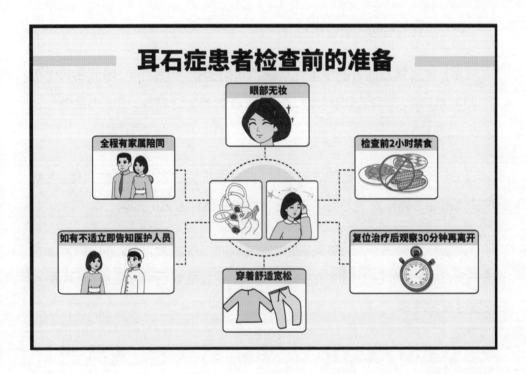

耳石症患者检查前的准备

眼部无妆

全程有家属陪同

检查前2小时禁食

如有不适立即告知医护人员

穿着舒适宽松

复位治疗后观察30分钟再离开

8. 突发性聋的危险因素有哪些？

突发性聋的危险因素包括：

（1）容易累及血管的全身性疾病，如高血压、高脂血症、糖尿病等常见的全身性疾病，可导致动脉粥样硬化、血液黏滞度增高等，增加内耳供血动脉狭窄的风险。

（2）年龄因素，随着年龄的增长，内耳毛细胞也发生衰老性变化，毛细胞的代谢能力和修复能力会下降，更容易受到各种因素的损害。

（3）过度疲劳，长期熬夜、加班等导致的过度疲劳，会使体内内分泌系统失衡，内耳血管容易因此发生过度收缩，导致耳蜗毛细胞受损，从而引发突发性聋和眩晕。

（4）精神刺激和心理压力，家庭或工作等突发变故，或过度兴奋、焦虑、抑郁等情绪波动，都可能导致内耳末梢血管出现痉挛，影响内耳的微循环。

（5）季节性因素，在季节交替的时候突发性聋的发病率会升高，这可能与季节变化引起的精神情绪改变、交感神经兴奋、血管收缩等因素有关。

（6）长期使用某些耳毒性药物，如有耳毒性的抗生素、抗肿瘤药物等，可能导致内耳毛细胞损害。

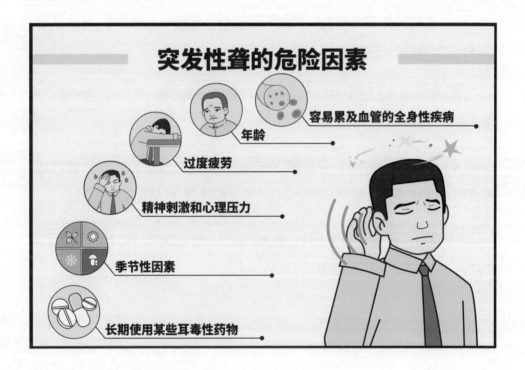

9. 眩晕患者就诊时需要做哪些准备？

当出现不明原因的眩晕或眩晕长期反复发作时应及早到医院就诊。为了帮助医生明确眩晕的原因，患者在就医前应准备好如下信息：

（1）向医生详细描述眩晕从何时开始、发作频率、每次发作的持续时间、发作时的具体感受等。

（2）告知医生在眩晕发作时是否还出现其他症状，如耳鸣、听力减退、肢体无力、胸闷、头痛等。

（3）告知医生是否曾由于脑部或耳部疾病接受诊治（包括使用过哪些药物或接受过哪种手术）。

（4）告知医生近期及长期服用的药物和保健品，包括各类治疗慢性疾病的药物、抗癫痫药物、抗抑郁药物，以及各类维生素、矿物质补充剂等。

若患者出现眩晕伴呼吸困难、瘫软、剧烈头疼或胸痛、意识混乱，甚至发生晕厥时，应立即拨打急救电话。

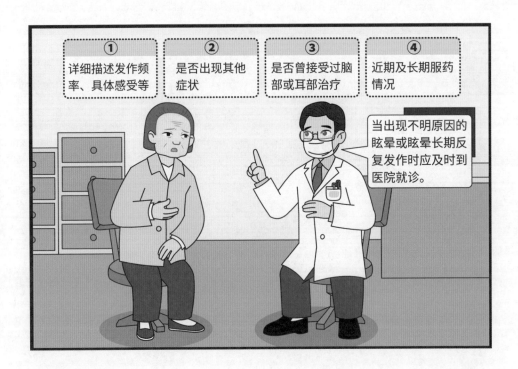

PART

4

第四篇

治疗篇

1. 耳石症如何进行治疗？

耳石复位是治疗耳石症的主要方法，是通过简单而有效的复位方法来完成的，目的是使耳石碎片从受累的半规管中移出，回到椭圆囊中。复位时应根据耳石所在半规管类型选择相应的复位方法。

（1）**后半规管耳石症常见的复位方法——Epley 复位法**：①患者呈垂直坐位。②头向患侧转动 45°。③迅速向后躺下仰卧，头向后悬垂于床平面下 30°。④头向健侧转动 90°。⑤头部继续向健侧转动 90°，身体从仰卧位转到侧卧位几乎面部朝下的位置。⑥患者回至垂直坐位。复位过程中每个位置都应保持一定时间，直到眼球震颤或眩晕消失。

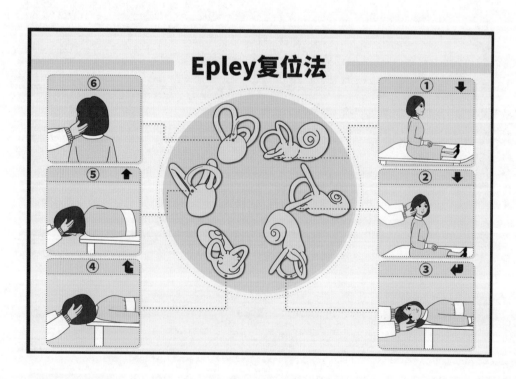

（2）外半规管耳石症常见的复位方法——Barbecue 复位法：①患者呈仰卧位。②头部和身体一起向健侧转动 90°，呈侧卧位。③继续向健侧转动 90°，呈俯卧位。④再继续向健侧转动 90°，呈侧卧位。⑤再继续向健侧转动 90°，呈仰卧位。⑥患者坐起，呈垂直坐位。复位过程中每个位置都应保持一定时间，直到眼球震颤或眩晕消失。

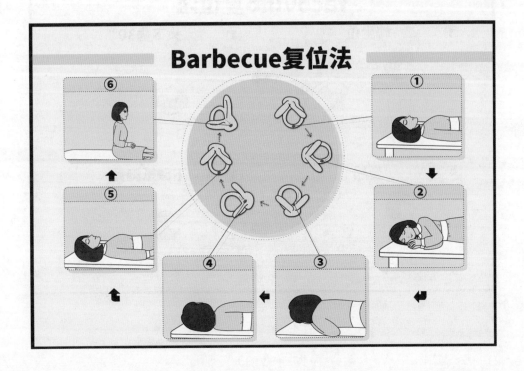

（3）前半规管耳石症常见的复位方法——Yacovino 复位法：①患者坐于检查床上。②行深悬头位，使头部至少低于检查床平面 30°。③抬高头部回至仰卧位，并使下颌抵住胸部。④患者回至坐位。复位过程中每个位置都应保持一定时间，直到眼球震颤或眩晕消失。

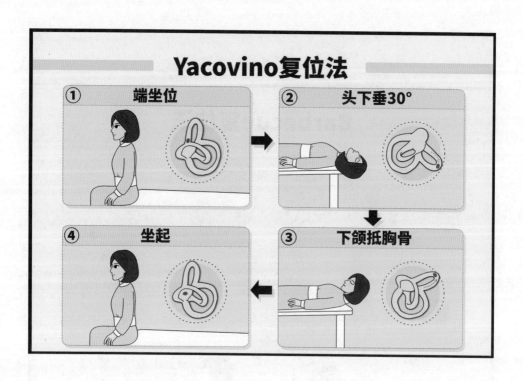

2. 耳石症复位治疗有危险吗？

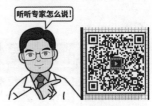

听听专家怎么说！

　　耳石症复位治疗是一种比较安全的治疗手段。但特殊人群如颈椎病患者、心脏病患者、高血压患者、合并其他疾病的老年患者、高龄患者，在进行复位的过程中，可能会出现不适感。因此，在耳石症复位治疗前应多方评估，考虑患者是否适合耳石复位治疗，建议患者及时到医院由专业医生进行诊治。

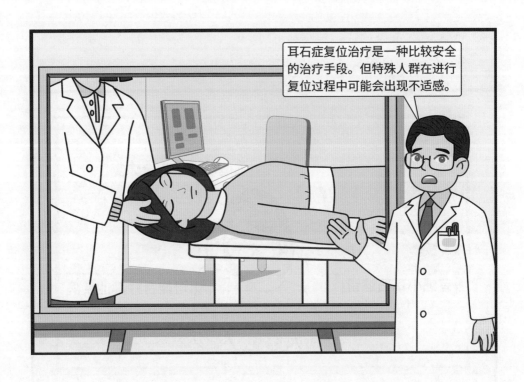

3. 耳石症复位治疗后有持续性头晕不适感是因为复位不成功吗？

耳石症复位治疗后，部分患者会有持续性头晕不适感，但并不一定就是复位没有成功。

造成这种持续性头晕不适感的原因可能为：前庭功能未完全恢复；部分耳石症患者可能合并其他疾病；有细小耳石遗留，复位治疗后体积较大的耳石已复位，但残留的细小耳石仍会产生不适感。

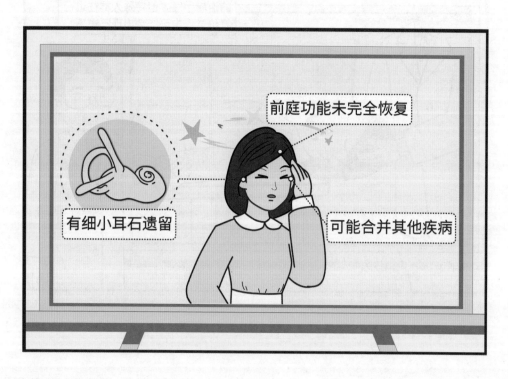

4. 耳石症复位后残余头晕症状如何康复?

患者可以进行 Brandt-Daroff 习服练习，习服练习可通过重复位置变化减少由位置变化诱发的症状，能有效改善耳石症复位后残余头晕症状。

（1）前半规管耳石症和后半规管耳石症 Brandt-Daroff 习服练习方法为：①患者呈端坐位，头向健侧转动 45°。②向患侧侧卧躺下，保持头向健侧转动 45° 不变，保持侧卧位直到眩晕症状消失。③恢复至起始的端坐位，不偏转头部，保持端坐体位 30 秒。④将头转向与第一步相反的方向（患侧）45°，并迅速向健侧侧卧躺下。通常建议此练习每日 3 次（如早晨、中午和晚上），每次重复 5 遍，直到头晕症状消失为止。

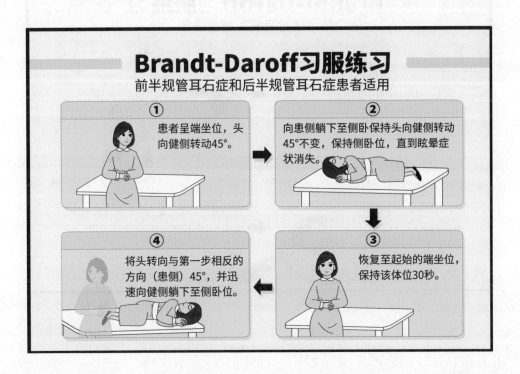

Brandt-Daroff习服练习
前半规管耳石症和后半规管耳石症患者适用

① 患者呈端坐位，头向健侧转动45°。

② 向患侧躺下至侧卧保持头向健侧转动45°不变，保持侧卧位，直到眩晕症状消失。

④ 将头转向与第一步相反的方向（患侧）45°，并迅速向健侧躺下至侧卧位。

③ 恢复至起始的端坐位，保持该体位30秒。

（2）外半规管耳石症 Brandt-Daroff 习服练习方法与上述方案基本一致，不同的是，当患者左右侧卧位时，头部保持向前，而不是转动 45°。

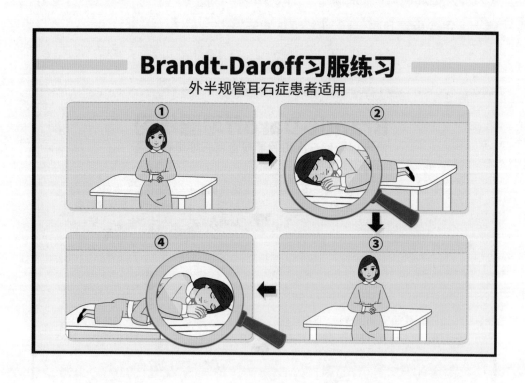

5. 氟桂利嗪可以长期服用吗?

　　氟桂利嗪能改善眩晕的发作频率和严重程度。它主要通过改善内耳血流和脑微循环,促进前庭功能代偿,缓解头晕症状。但氟桂利嗪可能会有体重增加、瞌睡、低血压、抑郁、帕金森综合征等副作用,因此,有低血压、帕金森综合征、抑郁状态的患者不适合服用氟桂利嗪,即使是无禁忌证的患者应用氟桂利嗪也不宜超过6个月。

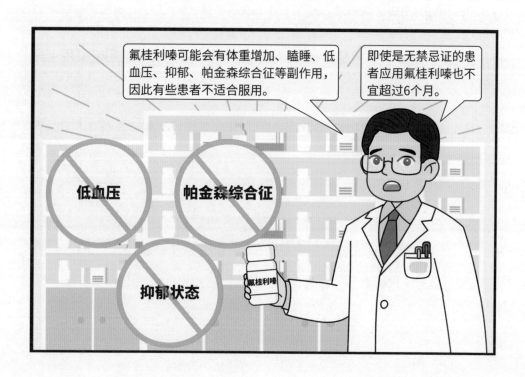

6. 应用卡马西平治疗前庭阵发症有哪些注意事项?

前庭阵发症患者应用卡马西平效果良好,低剂量就可以控制发病,但服用卡马西平也有一些注意事项,主要包括:

(1)皮肤反应,服用卡马西平可能会引起皮肤瘙痒和红斑性皮疹、荨麻疹、过敏反应、皮肤色素沉着改变,严重者会发生剥脱性皮炎,服药期间应注意观察,有皮肤瘙痒、皮疹等情况应立即停用。

(2)糖尿病患者服用卡马西平会引起尿糖增加,因此建议在控制血糖的基础上,慎重使用卡马西平。

(3)卡马西平中毒易引起心房颤动,因此心脏病患者禁用或慎用卡马西平。

(4)卡马西平在肝脏代谢的同时,可以增强肝脏的酶诱导作用,因此患有肝脏疾病者应禁用或慎用。

（5）由于青光眼患者服用卡马西平后会引起眼内压升高，因此应禁用。

（6）抑郁、焦虑、房室传导阻滞或心动过缓的患者慎用。

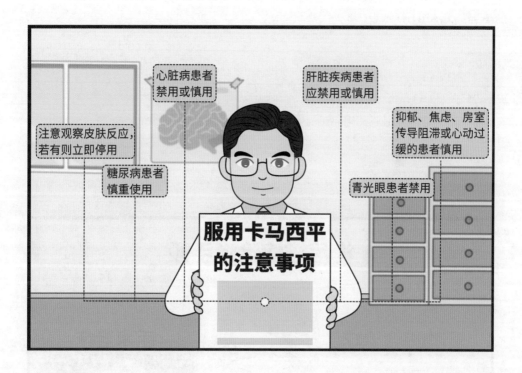

7. 梅尼埃病有哪些治疗手段？

　　梅尼埃病目前多采用药物综合治疗或手术治疗。糖皮质激素、前庭神经抑制剂等药物治疗对于缓解症状、改善病情会有一定的效果。此外，对于眩晕发作频繁、剧烈，6个月非手术治疗无效，耳鸣、耳聋严重的患者可接受手术治疗。该病手术治疗有多种方法，应首先选用可保存听力且破坏性较小的术式，如内淋巴囊减压术等。

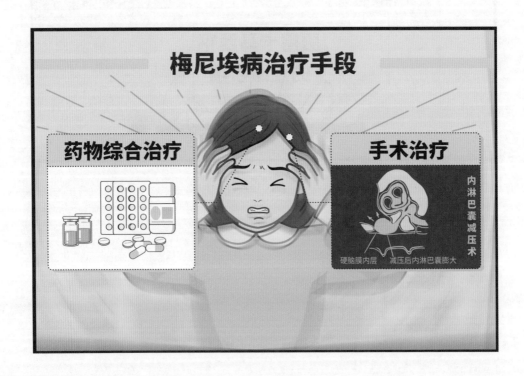

8. 前庭神经炎需要抗生素治疗吗？

　　前庭神经炎通常是由病毒感染引起的，抗生素对于病毒感染并不起作用，因此不建议使用抗生素进行治疗。对于大多数前庭神经炎患者，医生通常会建议以下治疗措施：急性期内给予对症治疗，根据症状的严重程度，可能会给予异丙嗪、东莨菪碱等药物缓解眩晕、恶心和呕吐等症状，这些药物可以帮助减轻症状，使患者更加舒适；此外，可根据病情给予糖皮质激素和神经营养药物，主要目的是减轻神经水肿，促进神经修复；在眩晕和呕吐症状明显缓解后，主要治疗措施为前庭康复训练，通过康复训练促使中枢神经系统尽快建立代偿机制。

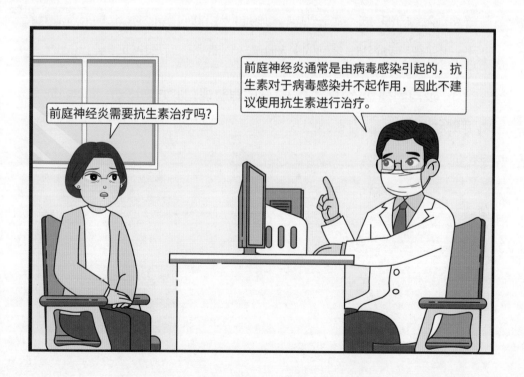

9. 前庭周围性眩晕康复训练有哪些内容?

前庭周围性眩晕康复训练是针对前庭周围性眩晕专门设计的康复训练方法。前庭周围性眩晕包括前庭神经炎、耳石症、突发性聋伴眩晕、半规管裂、听神经瘤等。这些疾病经过药物治疗或手术治疗后,需要进行前庭康复治疗。前庭周围性眩晕康复训练包括摇头固视、交替固视、分离固视和反向固视。具体方法如下(我们可以将拇指作为视靶):

(1)摇头固视,一个中心静止视靶,眼睛固视视靶,头向左右上下移动,眼睛不随头部移动。

(2)交替固视,两个静止视靶,眼睛在两个视靶之间交替固视,头与眼睛运动方向一致。

(3)分离固视,两个静止视靶,头眼同时对准一侧视靶;头不动,眼睛转向另一侧视靶,造成头眼之间的分离距离;看清视靶后再快速转头。

(4)反向固视,一个移动视靶,眼睛跟随视靶的方向移动,头向视靶的反方向移动。

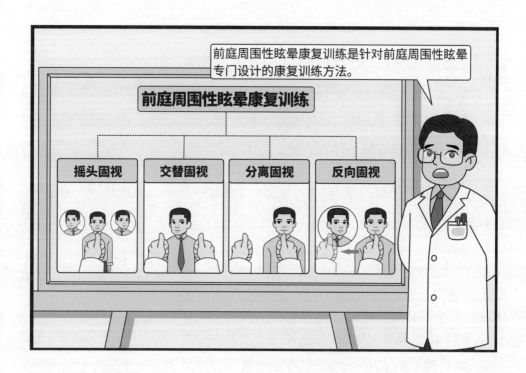

10. 前庭中枢性眩晕康复治疗方法有哪些？

前庭中枢性眩晕康复治疗适用于前庭中枢疾病，如头颅外伤后小脑脑干的炎症、脑梗死、脑肿瘤治疗后。前庭中枢性眩晕康复治疗方法主要包括前庭－眼反射抑制、反扫视、记忆前庭－眼反射、记忆扫视。训练时须借助道具，可选择扑克牌红桃 A 作为视靶。具体方法如下：

（1）前庭－眼反射抑制，头、眼随一个移动视靶移动，方向相同，眼固视移动视靶。

（2）反扫视，两个固定视靶在两侧，随机示意其中一个视靶，头静止不动，眼睛向示意视靶相反的方向快速扫视，以能看清反向视靶为宜。

（3）记忆前庭－眼反射，头眼同时对准中心静止的视靶，闭眼转头（任意方向），眼不随头动，固视记忆视靶位置，睁眼时记忆视靶距离中心视靶越近越好，转头幅度由小到大，持续 5 分钟。

（4）记忆扫视，在各个方向和位置设置多个视靶，记住其中一个视靶后闭眼；头眼转至正中位，在闭眼的情况下，头保持不动；通过眼动重新固视记忆中的视靶。视靶距离有两种：远视靶可在 1~2 米的墙上或物体上；近视靶可拿在手上，一臂距离为宜。

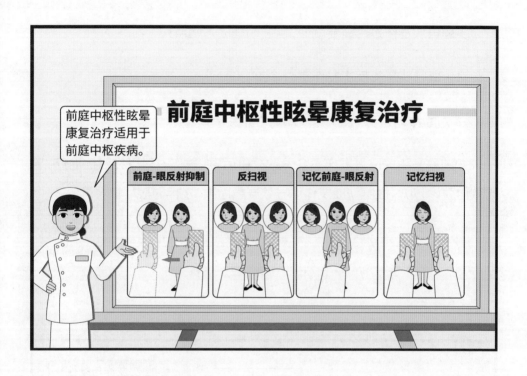

11. 头晕再次发作是否需要就诊？

头晕再次发作是否需要就诊，需要明确以下两点：

（1）既往头晕类疾病发作是否诊断明确。

（2）此次发作与既往头晕发作是否完全一致。

如前庭偏头痛反复发作不会导致严重后果，发作时可以先对症治疗，若无效再就诊；短暂性脑缺血发作可导致严重后果，发作时应尽快就诊。

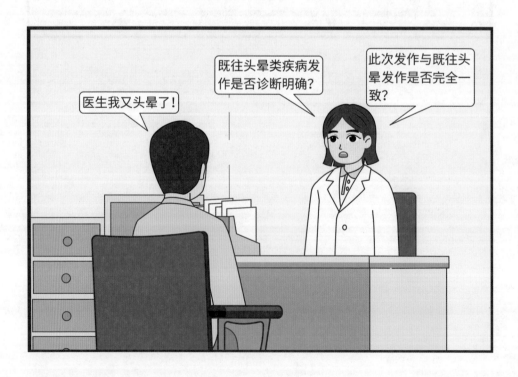

12. 小脑性共济失调可以治疗吗？

小脑性共济失调的病因包括代谢性疾病、免疫介导性疾病、神经系统变性疾病、肿瘤、感染性疾病、甲状腺疾病、遗传性疾病、外伤和脑卒中等。其中大部分病因导致的小脑性共济失调都是可以缓解症状或治疗的，如代谢性疾病中，韦尼克脑病导致的小脑性共济失调经过早期诊断和及时治疗，预后较好；免疫介导性和感染性小脑性共济失调经过治疗，患者症状可以得到明显改善；小脑梗死和小脑出血经过治疗可以缓解症状，或遗留轻度的共济失调。因此，小脑性共济失调早期就诊并积极寻找病因对疾病预后至关重要。

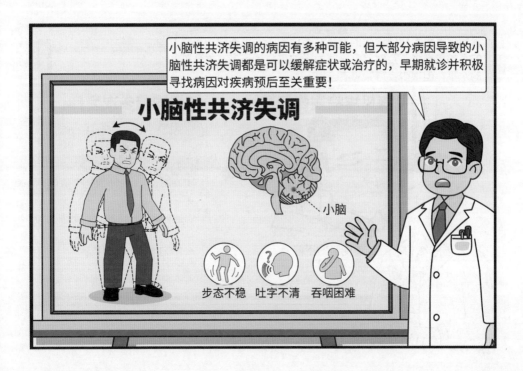

13. 梅尼埃病造成的听力损害可以恢复吗？

  一般来说，梅尼埃病早期发现且经过及时治疗后听力损失的症状可以逐渐恢复，但随着发作次数的增多，造成的听力损伤是不可逆的。梅尼埃病是一种耳源性眩晕疾病，患者常有耳鸣及耳胀饱满的症状。目前虽不能完全治愈，但是可以通过治疗帮助缓解症状。患者初期可能会感觉到单侧听力下降，多次发作后，听力下降的症状会愈发明显。如果患者不及时治疗，则听力无法恢复到正常或发作前的水平，但很少会导致患者全聋。

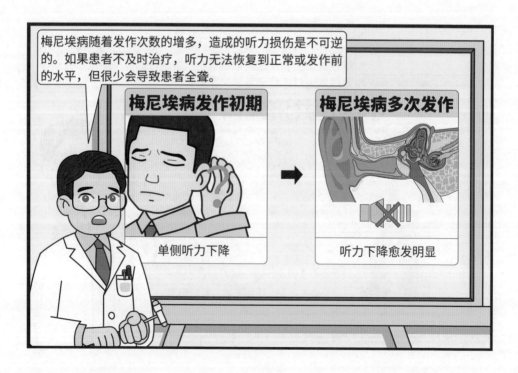

14. 前庭偏头痛可以彻底治愈吗?

前庭偏头痛如果发作比较频繁,影响正常工作和生活,可以到医院的头晕专科治疗。经过专业医生的规范治疗是有办法改善的,但前庭偏头痛受情绪、劳累、睡眠、压力、饮食、环境、其他疾病等多种因素影响,因此不能保证治疗后头晕不再发作。如果患者某段时间比较劳累或遇到突发事件导致压力较大,有可能会再次出现头晕。

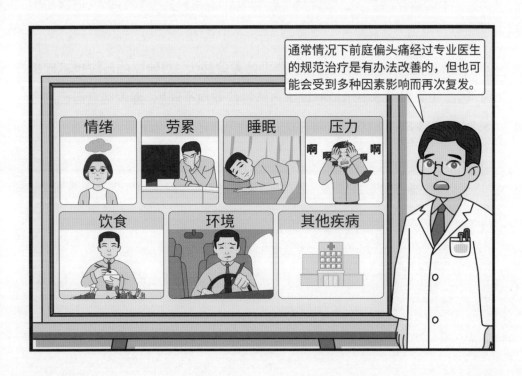

15. 前庭康复训练前有哪些注意事项？

前庭康复训练是治疗前庭性眩晕的主要手段之一。进行前庭康复训练需要注意以下内容：

（1）前庭康复训练之初，患者可能会自觉训练时眩晕不适，但随着训练时间的延长，眩晕症状会越来越轻，发作次数会越来越少，因此必须坚持训练。

（2）前庭康复训练越早开始越好，训练时间越长越好，建议每日至少训练2次，每次至少训练20分钟。

（3）前庭康复训练须遵循先简后繁、先慢后快的原则，因此训练时只有适应了当下训练动作，即做这一级的动作不晕了才能进入下一个动作的训练。

（4）由于不同患者前庭代偿能力的差异较大，对治疗的反应也不尽相同，因此如果采用本书示范的训练方法治疗效果不理想，建议结合自己的临床表现和前庭功能检查结果等由医生选择个体化的前庭康复训练方案。

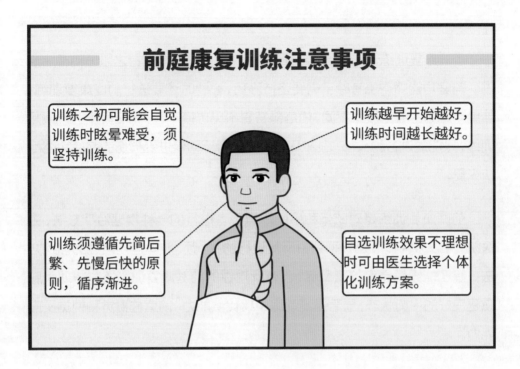

前庭康复训练注意事项

训练之初可能会自觉训练时眩晕难受，须坚持训练。

训练越早开始越好，训练时间越长越好。

训练须遵循先简后繁、先慢后快的原则，循序渐进。

自选训练效果不理想时可由医生选择个体化训练方案。

16. 前庭康复训练能达到立竿见影的效果吗？

前庭康复训练无法达到立竿见影的效果，而是应做到持之以恒和循序渐进。前庭功能障碍患者除了需要坚持服药，必要时还要进行前庭康复训练。与脑卒中后的偏瘫肢体不同，前庭器官看不见也摸不着，无法直接进行康复训练，只能通过各种头部、眼部及肢体的配合运动促进受损伤的前庭功能尽快恢复。

前庭康复训练是对眩晕和平衡障碍患者进行的一种物理治疗方法，由医院专业人员制订，是一系列由反复进行的头、颈、肢体运动组成的训练方法。除了能缓解患者的眩晕症状，有针对性的前庭康复训练还能帮助大脑重建良好的平衡状态，显著提高前庭中枢代偿能力、前庭位置觉和视觉反应能力。

前庭康复训练包括头动训练、平衡协调训练、靶向移动训练和行走训练等。前庭康复训练需要根据患者的不同情况确定方案。

例如，大多数梅尼埃病患者的病程呈慢性反复发作性，导致慢性前庭功能受损，造成头晕、步态不稳更加明显。对此类患者，除给予提高注视、凝视稳定性的练习外，还需要增加本体感觉的练习，如增加头－眼反射训练、颈－眼反射训练，以增加本体感觉来替代受损的前庭功能，促进前庭功能恢复。患者应重视前庭康复训练。

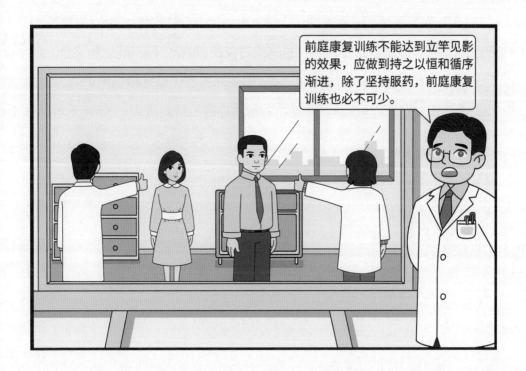

17. 前庭康复训练的注意事项?

前庭康复训练目前已作为多种前庭疾病的主要治疗方法,训练时须注意以下问题:

（1）注意安全与效果之间的平衡问题,既要有一定的挑战性和难度,又不能太激进,超出患者的负荷量。

（2）注意应先易后难,循序渐进,患者一旦适应了某种训练模式,可及时提高至可接受的强度。

（3）注意他练(指导下训练)与自练协同,因前庭代偿的时间最短为3~6个月,所以前庭康复训练的时间相对较长,短期住院不能达到完全治愈的目的。因此住院时由护士指导训练,出院后居家仍须继续巩固训练,且须定期随诊进行疗效评价,及时调整后续康复训练方案。

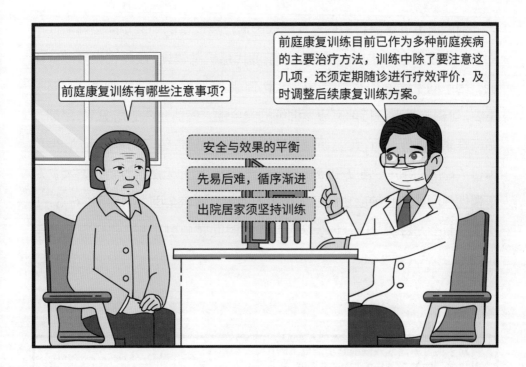

18. 前庭康复训练每日应训练多长时间？

　　前庭康复训练是针对前庭疾病病因治疗后遗留的前庭功能障碍所使用的专业化康复训练手段。通过促进前庭代偿机制建立，改善和恢复前庭功能。因不同疾病的前庭功能障碍类型不同，掌握相关疾病的康复原则至关重要，可保障患者进行前庭康复训练的安全性。病情允许的情况下，早期开始前庭康复训练是可行的，研究支持结合凝视稳定性练习和平衡运动，但是每日／每周的频率、强度和持续时间差异很大，因此无法推荐特定方案。对于慢性单侧或双侧前庭功能低下患者的康复方案较全面，应每日进行3~5次康复训练，每次20分钟，双侧训练的时间较单侧稍长，前庭康复效果较好。

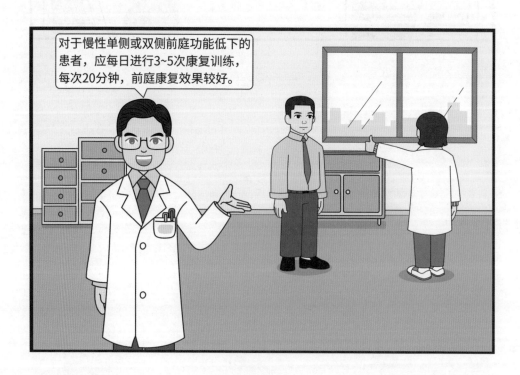

对于慢性单侧或双侧前庭功能低下的患者，应每日进行3~5次康复训练，每次20分钟，前庭康复效果较好。

19. 头晕的治疗方式有哪些？

多数头晕类疾病通过药物治疗即可控制症状或治愈。一些头晕类疾病如梅尼埃病和良性阵发性位置性眩晕，通过药物治疗或反复复位治疗效果不佳，头晕仍频繁发作，严重影响生活质量时，需要进一步进行手术治疗。手术治疗通常在耳鼻咽喉科进行。

此外，脑内肿瘤或大量脑出血等原因导致的头晕可能需要进行手术治疗。

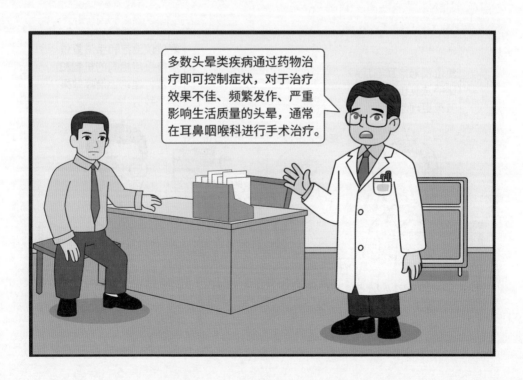

20. 耳石症应用复位仪治疗比手法复位治疗效果更理想吗？

　　复位仪治疗和手法复位治疗采用相同的机制和方法，理论上治疗效果是一致的。但是应用复位仪治疗时，患者通过仪器在设定的时间内迅速达到特定位置，因为有束缚和保护，比手法复位治疗有更大的加速度，所以治疗效果会有优势。手法复位治疗是否成功与患者的配合度有关。不论哪种治疗方式，患者的配合都十分重要。

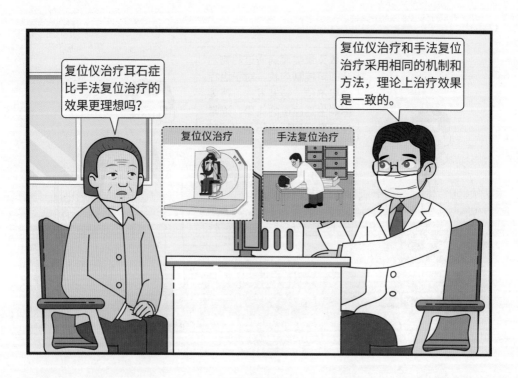

21. 哪些患者不适合应用耳石症复位仪进行治疗？

存在下列情况的患者禁忌使用耳石症复位仪治疗：各种心脏病的急性发作期；下肢静脉血栓患者；妊娠期妇女；无行为能力者；肝内巨大血管瘤患者；体重超重者（体重超过135千克）。

存在以下情况应慎用耳石症复位仪治疗：惊恐发作不能适应迅速位置变化的患者；冠状动脉粥样硬化性心脏病和冠脉支架术后患者；颅内动脉瘤患者；颅内压增高患者；血压控制不佳的高血压患者；视网膜剥脱患者；反流性食管炎患者；年龄≥80岁者。

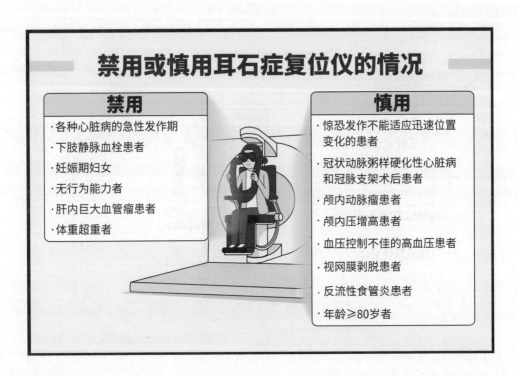

禁用或慎用耳石症复位仪的情况

禁用
· 各种心脏病的急性发作期
· 下肢静脉血栓患者
· 妊娠期妇女
· 无行为能力者
· 肝内巨大血管瘤患者
· 体重超重者

慎用
· 惊恐发作不能适应迅速位置变化的患者
· 冠状动脉粥样硬化性心脏病和冠脉支架术后患者
· 颅内动脉瘤患者
· 颅内压增高患者
· 血压控制不佳的高血压患者
· 视网膜剥脱患者
· 反流性食管炎患者
· 年龄≥80岁者

22. 使用耳石症复位仪治疗的过程是什么样的？

　　患者坐在座椅上，稳妥坐好后系安全带、佩戴眼罩，调整松紧带使眼球位于眼动监控窗口的正中位置，然后使用仪器进行快速体位变化。在操作过程中，医生会提示患者下一步的操作，患者无需紧张。操作过程中，患者身体的快速翻转可能会引起不适感，但因为有安全带起固定作用，不会发生危险。

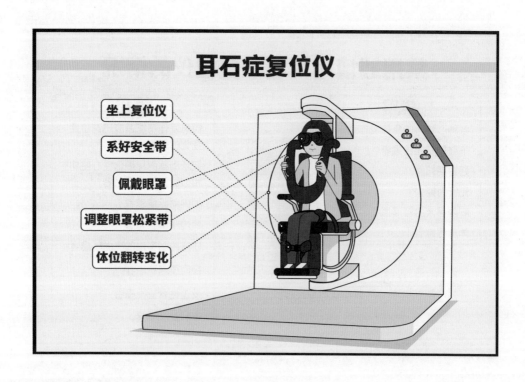

1. 前庭神经炎患者需要一直卧床休息吗？

在前庭神经炎急性期，卧床休息是有益的，尤其是在头晕或眩晕严重的情况下。休息可以帮助减轻症状，预防出现平衡问题或跌倒。然而，严格卧床休息并不是必须的，且长时间卧床可能对康复不利，适当身体活动和运动在康复过程中很重要。由于前庭神经炎可能导致头晕或眩晕，急性期患者应避免突然变换体位，如突然站起或转动头部，这可有助于减轻症状。患者应缓慢起床或改变体位，给自己足够的时间适应。急性期患者也应避免剧烈运动和高风险的活动，以降低跌倒和意外伤害的风险。急性期过后，患者应逐步增加活动量，并开始进行前庭康复训练，以加速中枢神经系统功能代偿，促进平衡系统的恢复。

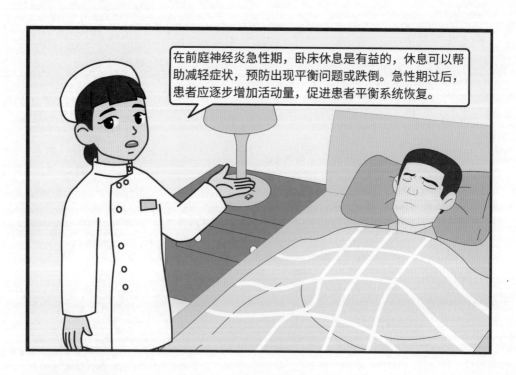

2. 头晕患者可以洗澡吗？

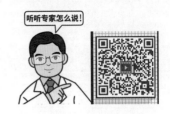

听听专家怎么说！

　　头晕发作时不建议洗澡，因为患者在洗澡的过程中容易出现血压下降、氧气缺乏、着凉等情况，从而导致头晕症状加重，部分患者还会存在晕倒的危险，因此头晕时一般建议先卧床休息。造成此类情况的原因如下：

　　（1）血压下降，洗澡时由于热水的刺激，可导致人体皮肤和大脑的血管扩张，会使血压轻度下降，从而影响脑部的血液供应，容易加重头晕症状。

　　（2）氧气缺乏，洗澡时一般处于密闭的环境中，温度升高和水蒸气增多可影响空气中的氧气含量，从而影响脑部的氧气供应，导致头晕症状加重。

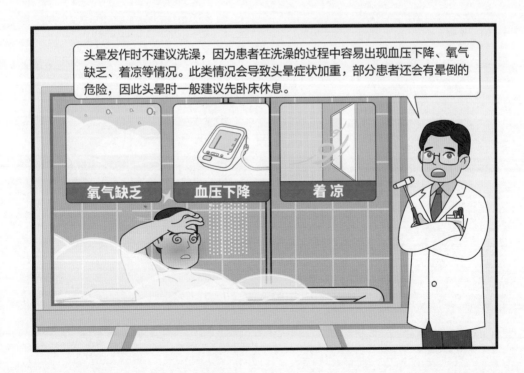

头晕发作时不建议洗澡，因为患者在洗澡的过程中容易出现血压下降、氧气缺乏、着凉等情况。此类情况会导致头晕症状加重，部分患者还会有晕倒的危险，因此头晕时一般建议先卧床休息。

氧气缺乏　　血压下降　　着凉

（3）着凉，部分人头晕可能与感冒有关，如果洗澡时没有注意保暖，会因感冒而出现头晕症状加重的现象，甚至可伴随心慌等症状。

当出现头晕症状时，不要盲目洗澡或过度活动，注意多呼吸新鲜空气。如果头晕持续的时间比较长，应及时到医院就诊检查，明确具体的病因后再选择治疗方案。平时洗澡时应注意控制水温，同时也要注意控制时间，以免发生晕倒。

3. 头晕患者可以参加体育锻炼吗?

头晕患者是否可以参加体育锻炼要从引发头晕的原因出发,进行具体分析。

(1)轻度贫血引起的头晕,患者是可以适量进行有氧运动的。

(2)非器质性头晕,如抑郁、不良生活习惯等,患者进行合理的体育锻炼可以改善头晕。

(3)低血糖引起的头晕,患者应密切关注血糖情况,将血糖调整到合适范围内再进行体育锻炼。

(4)心律失常引起的头晕,患者需要关注锻炼的时间点,避开心律失常好发时间段(根据患者动态心电图监测结果确定)进行运动,如果是频发性心律失常,应避免体育锻炼。

(5)高血压引起的头晕,患者首先应积极控制血压,血压稳定后可以选择强度低的锻炼方式如散步,应严格避免剧烈运动,防止脑血管意外的发生。

因此,关于头晕患者是否可以参加体育锻炼,须根据引起头晕的原因分析,不能一概而论,合理的体育锻炼对于患者的身心健康具有重要作用。

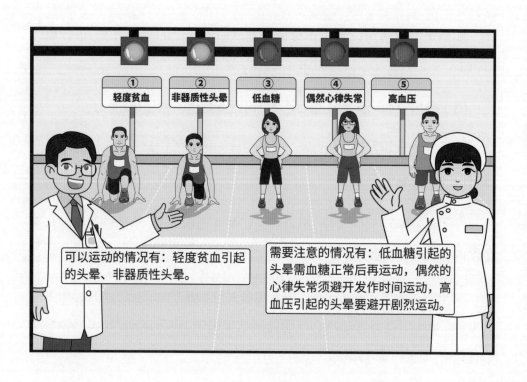

4. 头晕时有哪些注意事项?

　　头晕患者通常合并平衡障碍,是发生跌倒的主要原因。对于老年人而言,跌倒可能会导致严重的后果,如骨折、脑部损伤等。为预防跌倒事件的发生,日常生活中要做到以下几点。

　　(1)家中可备助步器、拐杖等。对于症状较为严重的患者,应将日常常用物品置于随手可得的位置,可安装床挡,在床头安置呼叫器,必要时须有专人陪护。

　　(2)家中定时打扫卫生,物品尽量收于柜内,保持室内干净整洁。家具应摆放合理有序、位置固定,夜晚有地灯照明,避免头晕发作或起夜时被绊倒。地毯的边缘很容易将人绊倒,建议不铺地毯。

　　(3)地面湿滑时非常容易发生滑倒,行走前一定要将地面清洁干净,注意保持地面干燥。卫生间(或浴室)应安装扶手、放置防滑垫,保证如厕、洗澡时的安全。居家选择防滑拖鞋,切勿穿无包裹后脚跟的拖鞋活动。

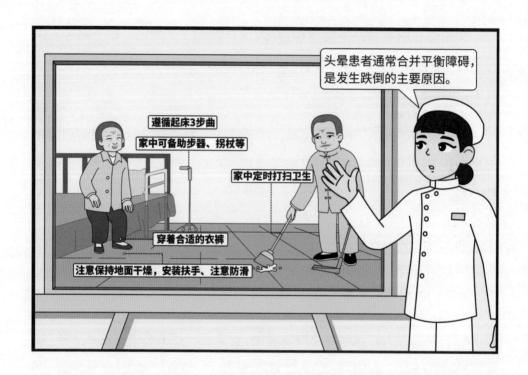

（4）遵循起床3步曲，准备起床下床活动时做到：①从平卧到半坐位后，静坐 30 秒；②无不适再从半坐位移到床边，双脚下垂静坐 30 秒；③无不适后从坐位到站立，原地站立 30 秒，无不适后再行走。如果感觉不适，即刻坐 / 卧床上避免摔倒。

（5）穿着合适的衣裤，裤子不要拖地。

遵循这些建议可以有效减少跌倒的风险，保持身体健康和安全。

5. 眩晕患者发生呕吐时，需要注意什么？

眩晕患者经常伴有呕吐，作为人体的一种自我保护机制，呕吐本身并不可怕，在发生呕吐时我们需要注意以下几点。

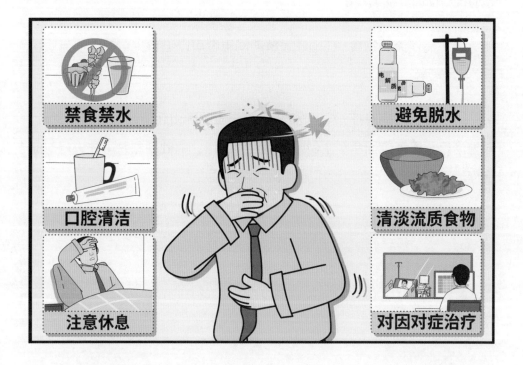

（1）**禁食禁水**：如果出现频繁呕吐或呕吐剧烈时，应禁止吃东西、禁止喝水，以免引发再次呕吐。

（2）**口腔清洁**：每次呕吐后应用温开水漱口，避免由于异味引发再次呕吐。

（3）**注意休息**：如果频繁呕吐，可使患者身体乏力、精神萎靡，因此必须要卧床休息。休息时最好保持左侧卧位，避免呕吐物反流误吸。

（4）**避免脱水**：发生剧烈呕吐的患者可能会脱水，此时应及时补充液体。可选择静脉补充液体及电解质，以免因体液丢失造成电解质紊乱，同时也应保持体内的酸碱平衡。

（5）**清淡流质饮食**：在呕吐缓解期间患者可以进食少量的清淡流质食物，如大米粥。

（6）**对因对症治疗**：发生呕吐后，首先应明确引起呕吐的原因，进行针对性治疗。患者应配合医生做好检查治疗工作。呕吐剧烈者可先进行对症治疗。

6. 头晕时还能开车吗？

　　比起醉驾、超速驾驶、无证驾驶等法律明令禁止的，关于驾驶员存在头晕症状是否应该被禁止驾驶车辆目前没有明确的法律规定。从医生的角度，不建议头晕患者自己驾驶车辆。因为很多头晕发作都是急性发作，在发作前没有明显的征兆表现，无法预测，即便头晕症状轻微，也会出现视物不清、眼花等症状，不仅会对自身的安全构成威胁，还可能造成交通事故，危及他人的人身安全。因此，患者在头晕发作期应避免自行驾驶车辆。

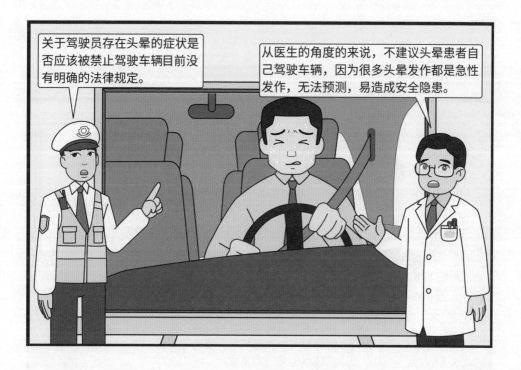

7. 突发性聋伴眩晕患者需要一直卧床休息吗？

　　在突发性聋伴眩晕初期，休息是非常重要的。在急性期眩晕症状比较严重，此时应避免过度活动，减少噪声和强光等刺激，平卧休息可以减轻眩晕、呕吐等症状，也可防止跌倒或其他意外的发生。但随着眩晕症状的缓解，患者应根据自身平衡功能的恢复情况逐步恢复一些正常活动。更重要的是，早期进行康复训练可促进大脑的重塑和适应，有利于最大化地利用残存的听觉和平衡功能，使患者适应机体当下的听力和平衡功能。早期进行康复训练的患者可以恢复社会活动，日常生活中应避免社交隔离等情绪问题的发生。

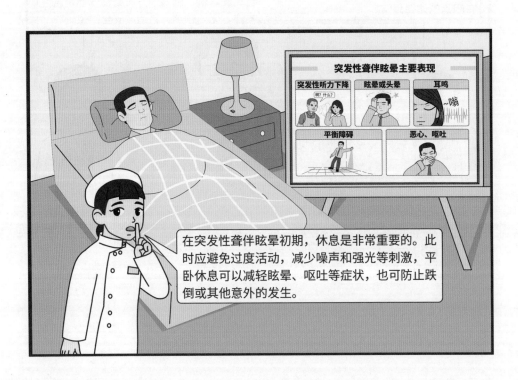

PART

6

第六篇

预防篇

1. 哪些因素会引起耳石症频繁发作?

（1）基础疾病控制不佳会影响耳石症恢复，同时增加耳石脱落的风险。

（2）前庭疾病：前庭功能受损，可能导致耳石不牢固，引起耳石再次脱落。

（3）剧烈的头部运动或体位改变可能导致耳石再次脱落进入半规管。

（4）不良的生活习惯、骨质疏松、头部外伤等也可能造成耳石脱落。

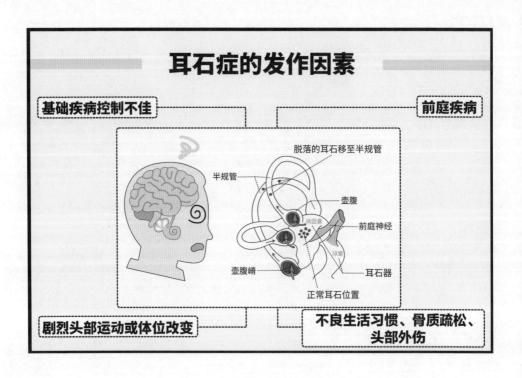

2. 耳石症复位治疗后需要口服药物吗?

　　耳石症复位治疗后症状有所缓解,患者感觉良好时一般可不服用药物。但当合并其他疾病时或复位治疗后仍有头晕等不适感可根据具体情况配合药物治疗,这样可以取得更好治疗效果。

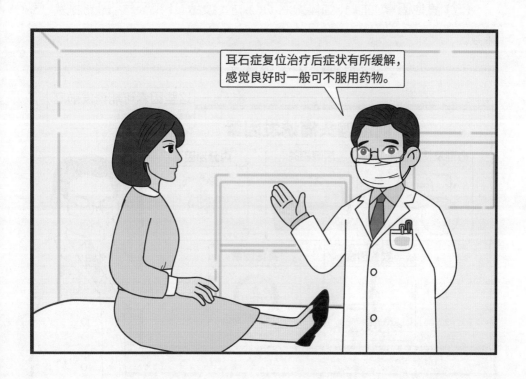

3. 哪些因素可能诱发前庭偏头痛发作?

如下因素可能诱发前庭偏头痛发作:

(1) **心理、情绪因素**: 应激、焦虑,以及学习、工作、生活压力等因素。

(2) **睡眠相关**: 睡眠不足或过多。

(3) **内分泌因素**: 经期前后、激素替代治疗等。

(4) **饮食因素**: 酒精类饮料、巧克力、咖啡、乳制品(奶酪)、富含亚硝酸盐的肉类,以及饮食不规律等。

(5) **其他因素**: 生病、强体力活动、脱水、疲劳、不良天气、闪光刺激、气味等。

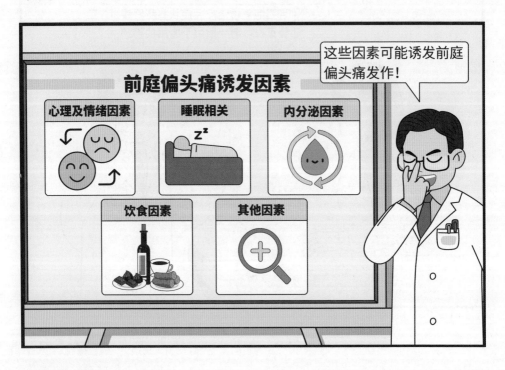

4. 哪些食物可以诱发前庭偏头痛发作?

酒精类饮料、巧克力、咖啡、富含亚硝酸盐的肉类等都可能会诱发前庭偏头痛发作。

葡萄酒、白酒等酒精类饮料,尤其是红酒,含有诱发头痛的化学物质——酪氨酸,可直接诱发脑血管痉挛,加重前庭偏头痛,日常应尽量避免酒精类饮料的摄入。平时常见的含咖啡因的饮品、含巧克力成分的甜点或糖类、乳制品(奶酪)、香肠等富含亚硝酸盐的肉类,也会导致前庭偏头痛的发生。

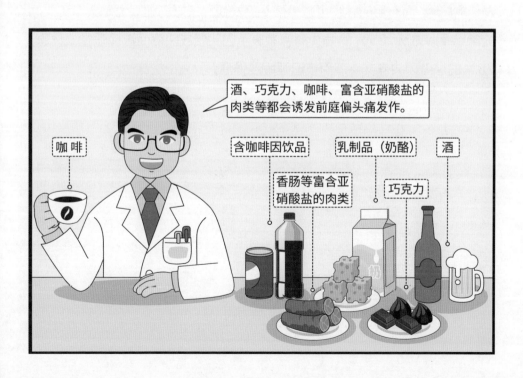

5. 情绪不好和睡眠障碍会诱发前庭偏头痛发作吗？

前庭偏头痛与情绪、睡眠的关系非常密切。

焦虑和抑郁等不良情绪与前庭偏头痛相互影响。不良情绪会增加前庭偏头痛的发作频率和严重程度，反复发作的头晕或头痛反过来也会影响人的情绪从而引起焦虑、抑郁。相关研究显示，前庭偏头痛长期慢性发作、头痛程度重、持续时间长、发作频率高、睡眠质量差、生活满意度差等多种因素均为前庭偏头痛伴焦虑、抑郁患者的相关危险因素。

睡眠障碍是前庭偏头痛常见的诱发因素。睡眠不足或睡眠质量差，会明显增加前庭偏头痛的发作频率，连续多日睡眠不足可显著增加前庭偏头痛发作的风险，而充足的睡眠可减少偏头痛发作。良好的睡眠也是头晕和头痛的常见缓解方法，85% 的偏头痛患者表示因头晕或头痛而选择睡觉或休息，75% 的患者因头晕或头痛而被迫睡眠或休息。

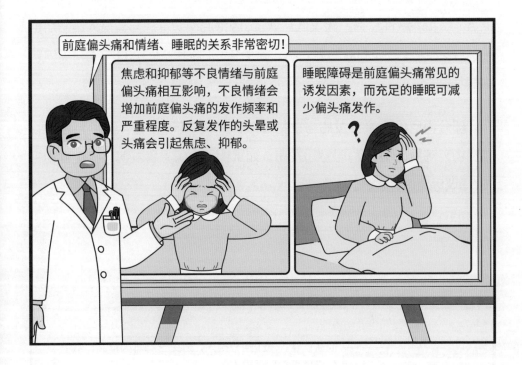

6. 梅尼埃病的饮食注意事项有哪些？

梅尼埃病发病期间应注意饮食健康均衡，清淡饮食，多进食蔬菜、水果，少吃辛辣和刺激性食物。建议低盐饮食，因梅尼埃病发病与盐摄入量密切相关，饮食上应注意控制盐的摄入量。避免含咖啡因食品、烟草和酒精类饮料的摄入。

部分梅尼埃病患者发病与食物过敏相关，例如患者进食某种特定食物（如牛奶、鸡蛋、海鲜等）时容易发病。如果梅尼埃病患者发病与特定食物相关，建议远离这种食物。

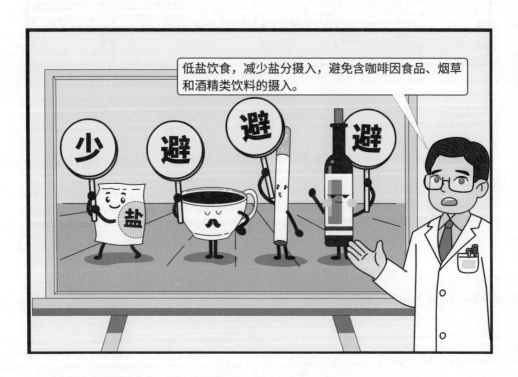

7. 前庭神经炎会复发吗？

前庭神经炎大多数情况下是一次性发作的，患者经过治疗和康复后通常不会复发。然而，有些患者可能出现前庭神经炎的复发情况，可能与以下因素有关：

（1）**病因未能完全消除**：导致前庭神经炎的根本病因没有得到有效治疗或控制，可能会引起疾病复发。前庭神经炎的常见病因为病毒感染，少数病毒可以长期潜伏在机体内，当人体免疫力低下时，病毒可能再次被激活，导致前庭神经再次受累。

（2）**其他潜在疾病**：某些潜在的健康问题，如患有免疫系统疾病、内耳有感染等，可能增加前庭神经炎的复发风险。

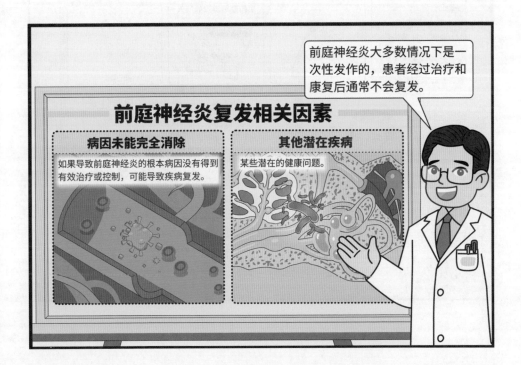

前庭神经炎大多数情况下是一次性发作的，患者经过治疗和康复后通常不会复发。

前庭神经炎复发相关因素

病因未能完全消除

如果导致前庭神经炎的根本病因没有得到有效治疗或控制，可能导致疾病复发。

其他潜在疾病

某些潜在的健康问题。

8. 眩晕患者的日常注意事项 有哪些?

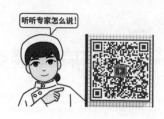

听听专家怎么说!

    眩晕患者需要调整生活方式,避免出现眩晕的诱因。若经常出现眩晕,患者应做好自我防护,避免因眩晕而造成伤害。在饮食上要避免含咖啡因食品、烟草和酒精类饮品的摄入;减少盐分摄入,低钠饮食可以阻止血管升压素的释放,有助于维持内耳稳态。日常生活中应规律作息、避免劳累、适度运动、减少不良情绪和精神压力等诱发因素。眩晕发作时切勿自行驾车或操作具有危险性的器械,以免发生事故,必要时应遵医嘱卧床休息。

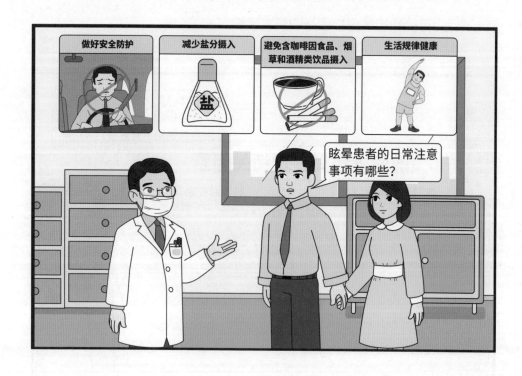

参考文献

［1］ 中国卒中学会卒中与眩晕分会, 中国医师协会神经内科医师分会眩晕专业委员会. 前庭性偏头痛诊疗多学科专家共识［J］. 中华内科杂志, 2019, 58(2): 102-107.

［2］ 潘宋斌, 孙永海, 姜树军. 前庭性偏头痛的诊治进展［J］. 中华老年多器官疾病杂志, 2022, 21(02): 157-160.

［3］ 田军茹. 认识眼震性质是识别眩晕疾病的重要方式［J］. 中国耳鼻咽喉头颈外科杂志, 2018, 24(6): 497-504.

［4］ 国家卫生健康委员会能力建设和继续教育中心耳鼻喉科专家委员会, 中国中西医结合学会耳鼻咽喉科专业委员会, 中国医疗保健国际交流促进会眩晕医学分会, 等. 前庭康复专家共识［J］. 中华医学杂志, 2021, 101(26): 2037-2043.